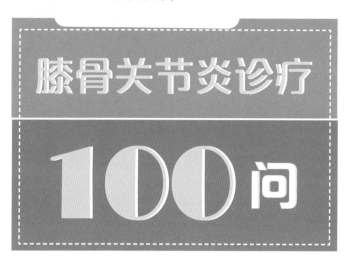

膝骨关节炎诊疗

100 问

主　审　周运峰

主　编　许　辉　周　斌　赵　翅

河南科学技术出版社

·郑州·

图书在版编目（CIP）数据

膝骨关节炎诊疗100问 / 许辉，周斌，赵翅主编. —郑州：
河南科学技术出版社，2024.6
ISBN 978-7-5725-1396-1

Ⅰ.①膝… Ⅱ.①许… ②周… ③赵… Ⅲ.①膝关节–
关节炎–诊疗–问题解答 Ⅳ.①R684.3-44

中国国家版本馆CIP数据核字（2024）第055489号

出版发行：河南科学技术出版社
地址：郑州市郑东新区祥盛街27号 邮编：450016
电话：（0371）65788613 65788628
网址：www.hnstp.cn
策划编辑：高 杨
责任编辑：高 杨
责任校对：臧明慧
封面设计：薛 莲
责任印制：徐海东
印 刷：河南瑞之光印刷股份有限公司
经 销：全国新华书店
开 本：890 mm×1 240 mm 1/32 印张：6.25 字数：130千字
版 次：2024年6月第1版 2024年6月第1次印刷
定 价：38.00元

如发现印、装质量问题，影响阅读，请与出版社联系并调换。

编写人员名单

主　审　周运峰

主　编　许　辉　周　斌　赵　翅

副主编　时明伟　雷　洋　王　峥　周　航　王　真
　　　　李濛濛

编　委　（按姓氏笔画为序）
　　　　马　苗　马　赟　马雪彦　王　粱　王金淼
　　　　王晓艳　石洪霞　邢彦楷　李振见　杨　涛
　　　　张东霞　张红岩　张君普　张建强　张献青
　　　　张靖育　陈军涛　陈丽霞　岳姣姣　胡　鹏
　　　　胡兴旺　郭会君　谢雨辰　谢梦迪

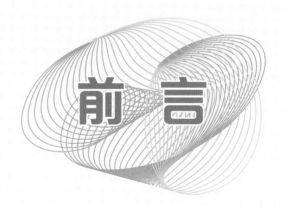

前言

　　膝骨关节炎是一种慢性、关节退行性疾病，给患者、家庭及社会造成了沉重负担。据统计，在全球 55 岁以上的人群中，膝骨关节炎发病率为 44%~70%。2010 年，膝骨关节炎被世界卫生组织定义为全球第四大致残性疾病。随着人口老龄化加剧和肥胖人数的增多，膝骨关节炎患者人数预计还会不断增加。

　　目前，人们普遍缺乏对膝骨关节炎的整体认知，对该病发生、发展规律的了解不足。很多患者及其家属都十分渴望能够深入了解膝骨关节炎相关知识，希望能够通过对该病的了解，使该病获得更好的治疗效果。同时，许多患者在没有规范治疗前，很少能接触与之相关的专业医学知识，对膝骨关节炎相关认知来自周围的病友、网络等，但这些知识过于碎片化，且可能有失专业性。

　　因此，为了提高患者及其家属对该病的认知，医患同心携手，共同对抗该病，我们编写了这本《膝骨关节炎诊疗 100 问》，旨在用通俗易懂的语言，解释关于膝骨关节炎的专业问题。本书中涵盖了膝骨关节炎的病因、病机、症状等内容。除此之外，本书还对患者生活起居及治疗过程中关心的问题，例如，到哪个科室就诊、该病是否会遗传、日常生活中需要注意哪些事项等问题给出了解答。

希望本书能够有助于提高大众对膝骨关节炎的认识，改善自我管理行为，避免误诊误治，使患者树立战胜疾病的信心，积极配合治疗，获得更好的疗效，促进生活质量的提高。

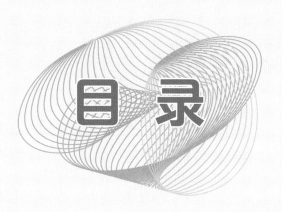

目录

第 1 章 如何正确认识膝骨关节炎？

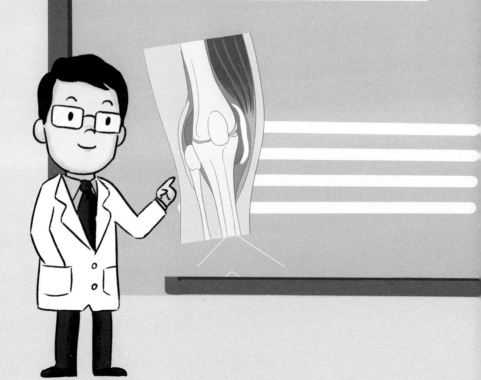

膝骨关节炎是一种什么样的疾病?

　　骨关节炎是一种老年慢性关节疾病,在手、膝、髋等关节好发,其中以膝关节最为常见。膝骨关节炎主要由生物力学、炎症因子及代谢紊乱等因素共同作用所致,能够导致关节组织破坏和功能失调,临床上患者多以膝关节疼痛、活动受限、功能障碍及关节畸形为常见不适症状。中医认为膝骨关节炎属于"痹证"范畴,由风、寒、湿邪乘人体气血虚弱侵入膝部,阻塞经络、肌肉、关节,其病机以肝肾亏损、筋骨失养为本,风、寒、湿邪侵袭为标。

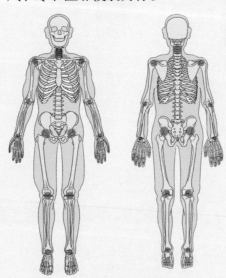

骨关节炎好发部位

随着人口老龄化和人类平均寿命的延长，膝骨关节炎的发病率不但居高不下，而且还有上升的趋势。膝骨关节炎困扰着许多中老年人，严重影响患者的日常生活、社会功能及生活质量。2010 年，膝骨关节炎被世界卫生组织（WHO）定义为全球第四大致残性疾病，可对患者生活质量产生严重影响。研究表明，社会经济发展水平越高的国家，膝骨关节炎对于该国人民造成的疾病负担就越重。膝骨关节炎的治疗消耗了大量社会财富，早已成为全球重大的公共卫生问题。目前，我国人口老龄化越来越严重，同时肥胖人数也在急剧增加，膝骨关节炎的防治问题应该得到充分重视。

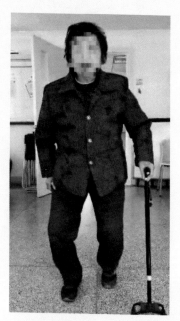

终末期膝骨关节炎患者

膝骨关节炎是常见病吗?

　　膝骨关节炎是引起膝关节疼痛的主要病因。膝骨关节炎在全球 55 岁以上的人群中发病率为 44% ~70%。中国成人膝骨关节炎总发病率约为 15%，年龄 40~60 岁者发病率为 10% ~ 17%，60~75 岁者为 50%，大于 75 岁者则高达 80%。中国农村人口膝骨关节炎总发病率约为 23.6%，其中男性约为 15.4%，女性约为 28.1%；中国城市人口总发病率为 20% ~23.9%，其中男性约为 13.7%，女性约为 24.3%。

　　膝骨关节炎已成为世界各国最主要的疾患之一，随着全球人口老龄化的加剧和肥胖人数的增多，该病患者人数预计还会不断增加。我国实施"健康中国"的发展战略，同时指出"人民健康是民族昌盛和国家富强的重要标志。要完善国民健康政策，为人民群众提供全方位全周期健康服务"。当下，我国正在努力构建膝骨关节炎的预防、诊断、治疗的规范化诊疗体系。随着"早筛、早诊、早防、早治"的一体化新策略实施，将有利于减少膝骨关节炎发病率，同时造福广大膝骨关节炎患者，从根本上改善我国膝骨关节炎疾病负担沉重的被动局面。

3 类风湿关节炎和膝骨关节炎一样吗？

类风湿关节炎是一种以慢性、进行性、侵袭性、对称性多关节炎为主要临床表现的全身性自身免疫性疾病，严重者会导致关节畸形和关节功能障碍。类风湿关节炎属于中医"尪痹"范畴，中医认为风、寒、湿和热等病邪是影响其发病的最主要因素，该病以邪实为主，病程中痰瘀痹阻经络，致使大多数患者病情较为复杂，迁延难愈。

类风湿关节炎与膝骨关节炎有以下不同。

（1）类风湿关节炎的发病机制主要是患者会出现全身性免疫性疾病，滑膜发生病变，导致软骨被破坏。膝骨关节炎的发病机制主要是继发性或者原发性疾病引起患者出现膝关节软骨退变现象，导致频繁的滑膜炎。

（2）类风湿关节炎和膝骨关节炎的发病年龄不同。类风湿关节炎患者发病年龄为 20 ～ 55 岁，而膝骨关节炎患者发病年龄为 50 ～ 70 岁。

（3）与类风湿关节炎相比，膝骨关节炎仅会损坏局部膝关节，并不会对人体的脏器造成损伤，且疾病发展较为缓慢。

4 膝骨关节炎患者的寿命会受到影响吗？

　　有一些研究发现，膝骨关节炎可能引起该病患者寿命缩短，这可能与口服治疗药物所导致的胃肠道不良反应相关。但目前尚未有大样本的临床数据表明，膝骨关节炎患者的寿命与没有患此病的人的寿命有明显差距。有研究对 622 例膝骨关节炎患者开展了为期 10 年的随访观察，其中有 55 例患者在研究期间死亡，这些患者的平均死亡年龄大约在 73 岁，同时从总体人口死亡率去看，被研究群体死亡率并不比没有患膝骨关节炎的人群高。从实验中得到的正常死亡率可能是因为膝骨关节炎患者接受了较好的药物治疗，这种积极性治疗策略在 20 世纪 80 年代以来便已开始广泛运用，不仅对膝骨关节炎病情的发展起到了良好控制作用，而且带来了更好的远期疗效。患了膝骨关节炎后并不需要太过担心，采取合适的治疗方式，以正确的心态认识这种疾病非常重要。

5 膝骨关节炎会遗传吗？

膝骨关节炎有明显的家族聚集倾向，您的父母患膝骨关节炎的年龄越小，您越可能早早就被该病困扰。家族聚集倾向与遗传基因和关节解剖发育等因素相关，同时也与一个家庭的人拥有共同的生活习惯、生活环境、劳动方式等紧密联系。比如一些膝骨关节炎患者，是由先天性的膝关节内、外翻畸形所导致，也就是人们常说的"O"形腿、"X"形腿。这种畸形是因为膝关节内、外受力不平衡所导致，最终会引起膝关节软骨的退变而发生膝骨关节炎，这些先天性畸形是明显存在遗传倾向性的。

近年来，对于膝骨关节炎易感基因的研究取得了一定的阳性结果。已经发现的基因就包括白细胞介素 -6、白细胞介素 -1、白细胞介素 -24、白细胞介素 -17、转化生长因子 -β、胰岛素样生长因子 -1、生长分化因子 -5、无孢蛋白、血清瘦素、雌激素受体等。虽然大量研究已经发现了许多易感基因和膝骨关节炎的发病有着关联性，但是膝骨关节炎的遗传学研究仍需进一步深入开展。

为什么女性比男性更容易患膝骨关节炎？

女性相较于男性更容易患膝骨关节炎，这和多方面的因素有关，如穿高跟鞋、雌激素水平降低、缺乏运动等。因此不仅需要从这些引发膝骨关节炎的相关因素入手积极预防，同时还要养成良好的生活习惯以保护好自己的膝关节，这样才能有利于避免因膝骨关节炎的出现而干扰正常生活。

高跟鞋可能会引起步态特征的变化，并会从脚趾到脊柱影响人体整个肌肉骨骼系统的生物力学特征，进而引发膝骨关节炎和蹈外翻等疾病。长时间穿高跟鞋会导致膝关节局部压力不平衡，加剧关节软骨的磨损，进而引发膝骨关节炎。有一项研究结果提示，穿高跟鞋跑步的女性很容易引发膝部扭伤，这主要是由于穿高跟鞋跑步时，膝关节会承受更大的压力。

在我国 40 岁以上的人群中，女性膝骨关节炎的发病率明显高于男性，这可能和绝经后雌激素水平的显著降低有关。雌激素降低会影响关节软骨、软骨下骨及骨骼肌，进而引起膝骨关节炎的发病及发展。绝经后女性的膝骨关节炎严重程度和血清雌二醇（雌激素的一种）水平呈现明显的负相关。

女性平时运动的时间比男性要少许多，同时加上肌肉力量的先天差异让女性更容易患膝骨关节炎。特别是在办公室工作的白领，基本上没有什么时间进行运动。运动时间减少，肌肉力量会进一步变弱，对关节的保护程度就会降低，关节的稳定性会逐渐减弱，局部软骨受到磨损的概率会升高，出现膝骨关节炎的可能性也会增加。

7 年轻人会患膝骨关节炎吗?

生活中很多人认为,只有中老年人易患膝骨关节炎,其实不然。年龄是引起膝骨关节炎的主要因素之一,但同时还存在很多其他因素,如肥胖、关节劳损、外伤、遗传、气候等因素均是引起膝骨关节炎发病的原因。很多年轻女性喜欢穿短裙、短裤,这就会导致膝关节暴露,进而受凉,引起膝关节局部的血液循环异常,导致软骨退变。

外伤也可以说是年轻人患膝骨关节炎的主要因素之一。常见的外伤原因有以下几点:

(1)关节外畸形愈合导致的关节受力不平衡。例如,由于外伤导致的胫骨平台骨折,在愈合后可能会导致关节力线不正,进而引起关节软骨退变。

(2)软组织损伤导致关节不稳定。由于扭伤、撞伤等导致关节周围韧带和肌腱等软组织损伤,从而引起关节不稳定,进而引起关节软骨退变。

(3)先天形成的盘状半月板因体部较正常半月板肥厚,所以致使半月板活动遭到一定程度的限制,导致在膝关节运动的时候,作用于半月板的剪切应力增大,使其更容易造成损伤,进而可能导致软骨的损伤,诱发膝骨关节炎。

膝骨关节炎患者可以吸烟吗？

目前尚无相关研究报道证实吸烟会导致膝骨关节炎症状加剧，但考虑到吸烟可能有增加外周动、静脉疾病的风险，致使膝关节局部供血变差、加重病情，所以膝骨关节炎患者应当不吸烟。

中华医学会呼吸病学分会肺栓塞与肺血管病学组、中国医师协会呼吸医师分会肺栓塞与肺血管病工作委员会、全国肺栓塞与肺血管病防治协作组发布的《肺血栓栓塞诊治与预防指南（2018 年版）》明确指出，吸烟是我国静脉血栓栓塞症常见的危险因素之一。在河南 4 716 例 40~75 岁高血压患者及 833 例年龄、性别匹配的非高血压患者中开展的一项横断面研究发现：调整年龄、性别和其他心血管疾病危险因素后，吸烟者患外周动脉疾病的风险为不吸烟者的 1.65 倍。

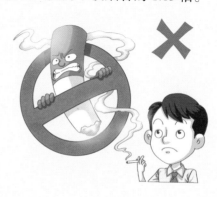

9 膝骨关节炎患者可以饮酒吗？

长时间大量饮酒可能会抑制机体免疫功能，容易引发机体炎症反应；但适量饮酒则可以提高机体的免疫应答能力，降低体内肿瘤坏死因子 $-\alpha$、白细胞介素 -1、白细胞介素 -6、$C-$ 反应蛋白的活性，增加抗炎因子白细胞介素 -10 的含量，表现为抗关节炎性。

国外学者研究发现，乙醇的摄入对膝骨关节炎、类风湿关节炎、反应性关节炎等多种关节炎均具有保护作用，并且降低 $C-$ 反应蛋白及血沉。曾经饮酒、现在饮酒和关节炎之间有着积极关系，同时这种积极作用对于老年性膝骨关节炎患者更加突出。每周或每日适量饮酒可有利于缓解慢性疼痛。

膝骨关节炎属于中医"痹证"范畴。其实对于酒剂有利于痹证的治疗早已有记载，可谓历史悠久。《汉书·食货志》写道："酒为百药之长。"单个"酒"字在李时珍所著的《本草纲目》中出现的频率可以用"千百次"来形容。

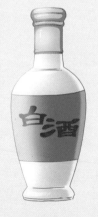

中医认为，"酒"可以通血脉、御寒气、行药势、治风寒痹痛。我国现存最早的中医经典著作《素问·汤液醪醴论》就提到

治疗经络不通的"醪酒"，后人在对前人的经验不断总结完善的基础上，研制出了各种治疗痹病的药酒。因此，对于已经确诊的膝骨关节炎患者，尤其是明显畏寒怕冷的，在治疗过程中保持每日少量或适量饮酒，则更有利于缓解病情，改善膝关节临床不适症状，提高生活质量。

10 膝骨关节炎会因为受凉而引起吗？

长期以来，生活或者工作于寒冷环境者，膝骨关节炎的发病率较高，膝关节炎的发生多和寒冷气候密切相关。寒冷会导致膝关节局部肌肉收缩，关节僵硬，血液循环不畅，滑液分泌减少，导致软骨细胞稳态、软骨细胞外基质代谢异常。1948 年，瑞典隆德大学相关人员在相对恒定的温度（32℃）及相对湿度（35%）的病房里对膝骨关节炎患者进行治疗，发现在这种相对比较干热的环境下，受累膝关节周围的肿胀和疼痛症状会明显减轻。寒冷时，湿度增加会加重关节的疼痛，而老年女性和容易焦虑的膝骨关节炎患者更容易受气候影响。

中医认为，膝骨关节炎和外感风、寒、湿等外邪有关，属于中医"痹证"范畴。在人体正气不足时，这些病邪容易侵入人体而致病。在出汗后吹冷风或者长期处于阴冷潮湿的环境中，都会使风、寒、湿等邪气侵入机体经络，留滞于关节，导致筋骨失于濡养，关节处经脉气血痹阻不通，不通则痛。正如《素问·痹论》所记载："风、寒、湿三气杂至，合而为痹。"意思就是人体受到风、寒、湿侵入，就容易患上痹证。

第2章 膝骨关节炎病因和发病机制有哪些？

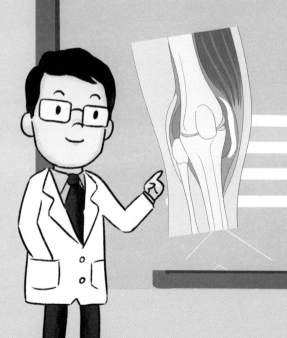

膝骨关节炎常见病因有哪些?

目前，膝骨关节炎发病机制并没有完全明确，但是其发病病因和年龄、性别、职业、体重及环境等因素密切相关。

【年龄】

膝骨关节炎的发病率会随着年龄的增长而增加，中老年人常容易发生关节软骨的退行性改变，关节多年积累性劳损是重要因素。同时，中老年人的骨密度降低，当软骨下骨的骨小梁变薄、变硬时，其承受压力的能力就会下降，进而容易诱发膝骨关节炎。年龄因素被视为膝骨关节炎诊断的第一参考量。

【性别】

虽然男女均会患膝骨关节炎，但女性较为易患，尤其是闭经前后的女性，随着卵巢功能的减退，会导致体内的雌激素水平快速下降，进而引起关节软骨的代谢减弱，容易发生膝骨关节炎。从解剖学的结构上来看，女性膝关节内侧的空间相对于男性更小，从而降低了股骨和胫骨间的水平位移，以及内旋和外旋的关节阻力、关节灵活性减小，关节内韧带松弛度增大。同时，女性承担家务较多，这也可能是其膝骨关节炎发病率高于男性的原因之一。有研究发现，膝骨关节炎的发病率和性别有关，女性发病率是男性的 2.7 倍。

【职业】

任何原因引起膝关节形状异常都可能改变膝关节的负荷传送，造成对膝关节软骨面的局部负荷及磨损增加，从而导致膝骨关节炎。已有研究结果显示：膝骨关节炎发病率和职业相关性大，同时和劳动强度、时间、劳动工具相关；从职业分布来看，从事家务劳动的工作者膝骨关节炎发病率最高，从事科教文卫的工作者发病率最低。有研究发现，工作姿势也是膝骨关节炎患病的相关危险因素，如蹲姿工作。随着每日下蹲时间的延长，人的发病率会升高，表明下蹲时间延长是相关危险因素。

【体重】

肥胖可以加重生物负荷诱导膝骨关节炎发生，同时还可通过全身代谢因素紊乱，如脂肪、嘌呤及糖类代谢等异常会影响关节改变。有报道称，体重减轻 5 千克，膝骨关节炎的危险因素降低高达 50%。体重增加与膝骨关节炎的发病成正比，肥胖者的体重下降可以减少其发病率。

【环境】

膝骨关节炎的发生与寒冷气候有关，长期生活或者工作于寒冷环境的人群，膝骨关节炎发病率较高。寒冷会导致膝关节局部肌肉收缩、关节僵硬、血液循环不畅、滑液分泌减少，使得软骨细胞稳态、软骨细胞外基质代谢异常而引发膝骨关节炎。

【创伤】

大量研究证实，任何关节损伤或者疾病（如关节内或关节周围骨折、半月板损伤、股骨头坏死、关节韧带损伤、先天畸形或脱位等）都可能会升高患膝骨关节炎的发病风险。膝关节损伤是导致膝骨关节炎发生、发展的重要危险因素。前瞻性研究提示，和未受伤人群相比，膝关节受伤人群在随后 12~20 年，患膝骨关节炎的风险会增加 10 倍。

12 有哪些生活习惯容易患上膝骨关节炎？

日常生活中，如果存在以下生活习惯，则易患上膝骨关节炎：

1. 过饮过食者 过饮过食易造成身体肥胖，由于体重较重，会导致膝关节承受更多的负荷，软骨磨损退变，从而更容易患膝骨关节炎。

2. 重体力劳动者 因长期的劳动，膝关节负荷较重也会导致软骨磨损加重，从而过早患上膝骨关节炎。

3. 经常爬山、爬楼梯的人群 由于爬山和爬楼梯，膝关节承受的压力会是平时的 3~4 倍，因此会加重膝关节软骨磨损，导致膝骨关节炎。

4. 经常不运动的人 此类人膝关节周围肌肉力量较薄弱，容易患膝骨关节炎。

5. 膝关节受过外伤的人 外伤会引起膝关节力线改变，从而更容易患膝骨关节炎。

6. 膝关节经常受凉的人 寒凉影响软骨细胞的稳态，并导致软骨细胞外基质代谢异常，从而促使软骨退变加速导致膝骨关节炎。

13 膝骨关节炎是怎么发生的?

西医、中医对膝骨关节炎的发生均有不同认识。西医认为膝骨关节炎的发生主要因为关节软骨退变，中医认为膝骨关节炎的发生主要因为肾虚髓减、风寒湿邪侵袭所致，但二者都认为年龄是导致膝骨关节炎发生的主要原因之一。

【西医对膝骨关节炎发病的认识】

西医认为，膝骨关节炎的发生和年龄、肥胖、损伤、生物力学改变、免疫反应及环境因素等密切相关。膝骨关节炎能够涉及整个膝关节，如软骨、滑膜、韧带、软骨下骨、关节囊和周围肌肉。关节软骨退变是膝骨关节炎的启动因素，同时也是其主要的病理特征。软骨表面的胶原纤维会退化、变性、降解，进而导致软骨的负荷面变薄，出现粗糙不平、龟裂等多种病理表现；伴随着胶原纤维化的进一步扩大，裂纹会延伸至软骨的深层，引起关节被破坏的边缘和临近软骨细胞间的胶原发生退化。同时，一些炎症因子、降解酶也会不断地进入软骨内，使得软骨细胞外基质被进一步破坏，最终软骨细胞因失去胶原网状结构的保护而发生变性、坏死。软骨被破坏后，其碎片能够进入滑液，刺激滑膜导致滑膜炎症，促使滑膜细胞释放炎症介质，进一步促使软骨降解。随着软骨组成结构和功能发生改变，软骨的力学性能也会随之下降。膝骨关节炎病情进一步发展，软骨发生的变性会由浅层发展到深层，最后导致全层软骨的丢失，刺激正常软骨细胞肥大分化，加速向成骨方向进展，使软骨下骨硬化，引起软骨的机械应力发生改变，从而致使膝关节退化和功能丧失。

【中医对膝骨关节炎发病的认识】

膝骨关节炎属于中医的"痹证"范畴，其发病以肾虚髓减为本，风、寒、湿邪侵袭为标。膝骨关节炎多见于中老年人群，肾虚髓减导致膝关节局部气血亏虚，筋骨失养，风、寒、湿邪乘机侵袭，阻塞经络，形成"痹证"，如《济生方·痹》记载："皆因体虚，腠理空疏，受风寒湿气而成痹也。"肾精充足，骨髓生化有源，骨骼得以滋养而坚固有力。若肾精虚少，骨髓化源不足，不能营养骨骼，便致骨损。肾主先天、主骨生髓，肾虚髓减，筋骨失养，风、寒、湿等外邪乘虚而入留驻关节，阻滞筋脉，发为骨痹。《证治准绳》曰："痹病有风、有湿、有寒、有热……皆标也，肾虚其本也。"说明肾虚髓减为膝骨关节致病的根本。《素问·痹论》指出"风、寒、湿三气杂至，合而为痹""其风气胜者为行痹，寒气胜者为痛痹，湿气胜者为着痹"，表明风、寒、湿邪在导致膝骨关节炎发生时也具有促进作用。

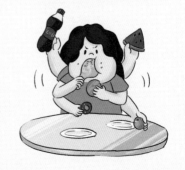

14 关节软骨由什么组成?

关节软骨可分为 4 个不同的区域：浅表区、中层区、深层区和钙化区。每个区域都有特定的软骨细胞和细胞外基质排列方式。

（1）浅表区占关节软骨的 10% ~ 20%，含有扁平软骨细胞。在浅表区，Ⅱ型和Ⅸ型胶原紧密地平行排列于关节面表面，为深层软骨提供保护。

（2）中层区占关节软骨的 40% ~ 60%，其具有稀疏分布的圆形软骨细胞和富含蛋白聚糖的软骨细胞外基质，且其Ⅱ型胶原纤维较粗，呈斜向分布。

（3）深层区的特征是蛋白聚糖含量最高，水分含量最低，且胶原纤维垂直于关节面。由于带负电荷的蛋白聚糖含量高，深层区的抗压性最强。

（4）钙化区的特征是软骨细胞肥大、Ⅹ型胶原含量高。Ⅹ型胶原将胶原纤维紧密地固定到软骨下骨。

15　关节软骨的特点和作用有哪些？

【特点】

关节软骨是覆盖于关节表面的一层结缔组织，呈浅黄色，位于股骨下端、胫骨上端及髌骨的后面。它具有光滑、充满弹性的表面。这种设计可以最大限度地减少关节活动时股骨、髌骨及胫骨之间的摩擦，同时缓冲运动时关节受到的冲击力。

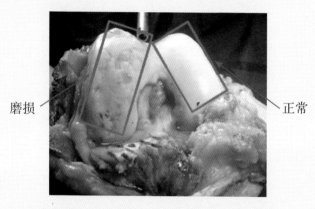

磨损　　　　　　　　　　　　　　　正常

膝骨关节炎所导致的关节软骨磨损和正常软骨

【作用】

1. *承受负荷*　关节软骨能够将作用力均匀分布，使得承重面扩大，这样有利于最大限度地承受力学负荷，还可以保护关节软骨不会轻易受到损伤。

2. 润滑作用　光滑的关节软骨，是良好的润滑剂，能减少关节间骨骼的相互摩擦，并保障关节活动自如。

3. 力的吸收　正常情况下人们常从事很多剧烈活动而不会损害膝关节，那是因为关节软骨对力具有吸收作用。关节软骨不但光滑，同时还有弹性，能够最大限度地吸收及缓冲应力作用。其损伤后，力的吸收作用降低，退行性病会进行性加重。

16 关节积液是怎么出现的?

正常来说，我们的关节都具有一定的液体，称为关节液。关节液能够起到润滑、营养及保护关节的作用，是人体正常生理情况下代谢所必需的物质。但如果关节液明显增多，超出正常水平，或是性质发生改变，比如从透明、黏稠液体变成浑浊、厚重液体，就属于异常状态。

关节积液是急性关节滑膜炎的一种临床表现，可表现为关节疼痛、肿胀等。具体原因为关节腔内的滑膜组织受到机械、生物或者化学等因素刺激时，可导致充血、水肿和血管通透性增高，从而使得滑膜组织过度分泌、吸收减少，继而出现关节肿胀、疼痛及活动受限等症状。膝关节属于负重关节，关节囊较大，活动灵活，因而更容易产生积液，故临床上以膝关节发病较多见。

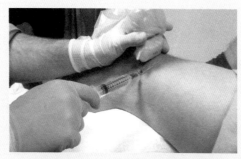

抽取膝骨关节炎所导致的关节积液

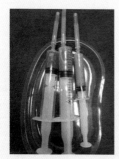

膝关节感染后的关节积液

17 损伤的关节软骨能修复吗?

膝关节软骨在关节功能的发挥过程中具有至关重要的作用。膝关节软骨没有直接的血液供应、淋巴循环及神经支配,其主要依靠关节液的营养,因而膝关节软骨损伤后的自我修复、再生能力十分有限。当膝关节软骨因为受到创伤或者反复磨损等损伤后,其修复的机制可因损伤类型的不同而不同。

当损伤深度没达到膝关节软骨下骨层面时,病变边缘的关节软骨组织基本上没有能力进行自我修复,但会有少量滑膜或者滑液中的成纤维细胞和间充质干细胞向损伤的部位迁移,试图修复膝关节软骨的缺损,但是这并不足以弥补膝关节软骨的损伤。

而在膝关节软骨全层损伤后,即损伤深度达到具有血供的软骨下骨层面时,大量血液甚至骨髓便会涌入缺损的部位,形成血栓,因此而被动员的间充质干细胞、血细胞等会形成血肿覆盖在关节软骨的缺损处,以促使软骨组织修复。但是这种情况下仅能够产生纤维软骨瘢痕修复组织,其细胞外基质中的 I 型胶原蛋白多而 II 型胶原蛋白少,因而机械性能远低于天然的透明软骨,同时与周围组织并不能形成有效的长久黏合。包括微骨折、深层钻孔术在内的骨髓刺激技术也是借助相似的原理，穿透软骨下骨到骨髓腔，将细胞动员至软骨损伤部位，以试图达到软骨损伤再生修复的目的。但是，最终这些技术达到的再生修复也只是在缺损处产生纤维软骨组织，并不能完全再生关节软骨，恢复其原本的功能状态。

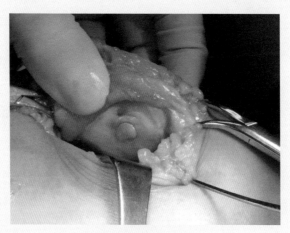

膝关节软骨移植手术

18 膝关节间隙是怎么变窄的?

正常的膝关节间隙是由关节软骨（股骨侧及胫骨侧软骨）和半月板一起构成的。膝关节间隙的变窄可能是由于膝关节软骨的持续磨损而引起的。由于膝关节软骨一旦损伤消失就不会再生，因此，经过长时间的挤压及摩擦后，膝关节间隙会逐渐缩小。如果膝关节软骨磨损或者消失，两个骨头靠在一起，就是膝关节间隙狭窄。正常的膝关节软骨表面厚度在几毫米到 1 厘米，两侧膝关节表面可以达到 1~2 厘米的间隙。因此，X 线片会显示膝关节有一定的间隙。实际上膝关节软骨是不显影的，显影的是骨头，如果间隙消失，说明膝关节软骨也消失了，膝关节退化很严重。

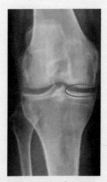 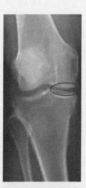 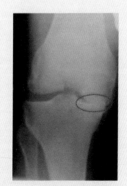

膝关节间隙正常　　　膝关节间隙变窄　　　膝关节间隙消失

膝关节间隙变窄存在阶梯性

19 为什么说不运动或者过度运动都会对膝关节软骨造成损伤？

适度运动可刺激膝软骨细胞外基质的合成，不运动会导致膝关节软骨缺乏机械刺激，进而引起膝关节软骨变薄，胶原蛋白更易损伤，从而导致膝软骨退变。例如，长期卧床或者骨折导致肢体废用的患者也常常会出现膝软骨厚度变薄和代谢失衡。机械负荷过载可加重膝软骨损伤，是膝骨关节炎发病及病程进展的重要影响因素。

过度运动会导致机械负荷过载，造成膝软骨损伤，主要分为以下 3 个阶段：首先是膝软骨的软化而无胶原蛋白丢失，随后是胶原蛋白丢失而无可见软骨损伤，最后出现肉眼可见的膝软骨损伤。运动过度造成的膝关节超负荷，首先会导致膝关节软骨糖胺聚糖含量减少，软骨软化，软骨下骨重塑；随后会导致软骨潮线变浅，软骨变薄；最终膝关节软骨细胞外胶原状基质被破坏，造成不可逆的软骨损伤。因此，对膝关节保持或恢复中等强度的机械负荷对于维持膝关节软骨的正常功能是十分重要的。

20 什么是骨质增生和骨刺？

骨质增生与骨刺相同，骨质增生是临床医生或者影像学医生对于骨刺的专业医学描述。骨质增生俗称骨刺或者骨赘，可见于膝骨关节炎，由于膝关节软骨磨损继发骨质增生，而骨质增生形成骨刺的原理为软骨内骨化，局部应力增加所致。骨质增生在某种意义上是人体的保护性措施，有利于增加关节的稳定性，如果骨质增生较重则会出现关节畸形和关节活动受限，此时需要选择手术处理。关节部位发生骨质增生或者骨刺，由于磨损后会形成关节内游离体，此时可造成关节交锁，导致行走受影响，此时可以使用关节镜手术将游离体取出。

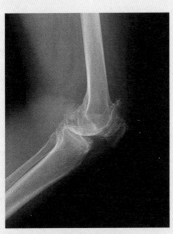

膝关节骨质增生

膝骨关节炎会导致半月板损伤吗?

半月板损伤是膝骨关节炎发生或进展的关键因素，由于膝骨关节炎会导致膝关节骨刺的形成，关节面不平整，同时加上患者长期膝关节负重、慢性损伤或者姿势不良等因素可引起半月板受到异常挤压，进而发生半月板损伤。

半月板为纤维软骨组织，外周缘厚，内缘锐薄，呈半环形，上凹下平，介于股骨和胫骨两层软骨面间，主要附着于胫骨，但可随股骨做一定范围的移动，成为可移动的关节臼，以补偿胫骨髁面与股骨面的不适应，并起着限制和制动作用，防止关节的移位和脱臼，这些作用需与有关韧带和肌肉共同协作完成。

半月板具有一定的弹性，能缓冲两骨面撞击，吸收震荡，保护关节。半月板的血供仅周缘纤维有来自关节囊和滑膜的动脉网，中央部靠关节液渗透营养，因而半月板损伤后愈合困难。但其外缘因有充分血供，切除后可由周缘血管结缔组织再生，形成类似半月板的纤维软骨组织。股骨远端和胫骨平台毛糙关节面会在运动过程中对半月板造成损伤，半月板可发生撕裂引起关节交锁症状，并产生关节疼痛和下肢无力症状。

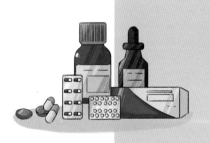

第 3 章　膝骨关节炎会引起哪些症状？

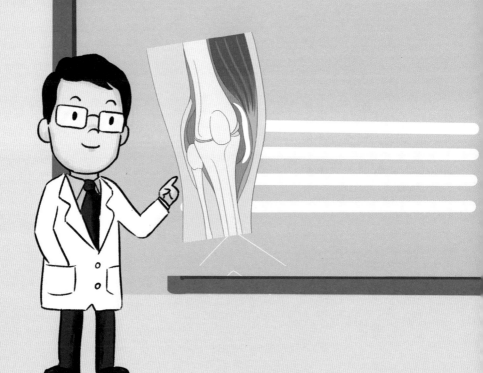

膝骨关节炎常见症状有哪些？

膝骨关节炎患者通常会具有下列症状：

【疼痛及压痛】

对于此病患者而言，最重要的主诉便是疼痛，且常见的疼痛表现是撕裂样疼痛、锐痛和钝痛。早期通常为轻度疼痛，仅在运动时发生，如下蹲后站起、上下楼梯或者行走后自觉痛感加重，在休息后便能够得到缓解，但是随着空气潮湿、气温下降等，也容易加重痛感。

【关节活动受限】

患者在疾病中期可出现关节交锁症状（是指患者在活动过程中，突然发生膝关节不能拉紧、弯曲，处于半伸半屈状态），晚期关节活动受限会加重，最终导致残疾。

【关节畸形】

早期不会关节畸形，随着疾病进展、软骨层变薄、半月板损伤或骨质增生等病理变化，可导致膝关节出现明显内翻、外翻或 / 和旋转畸形。膝关节因骨赘形成和滑膜炎症导致的积液而出现肿大。

【肌肉萎缩】

由于膝关节长时间存在疼痛，并且患者负荷能力降低，关节活动量减少，所以容易导致关节周围的肌肉发生萎缩。

【僵硬】

膝关节僵硬往往发生在患者负重、体位改变后，患者自感关节交锁、活动受限，尤其是在久坐久站后膝关节最为僵硬，但随着肌肉放松，僵硬症状会有所缓解。早晨起床后僵硬感最为明显，所以也称之为晨僵。僵硬持续时间一般较短，极少会超过 30 分钟。

【肿胀】

膝关节肿胀主要和滑膜增生肥厚或者关节渗出液有关，并且晚期时由于膝关节的大量积液，也会在腘窝有囊肿。

23 什么是关节晨僵?

患者早晨起床后自觉膝关节如胶黏着的感觉，在适当活动后症状逐渐减轻称为晨僵。晨僵一般是膝骨关节炎患者常见的体征，也是重要的诊断依据之一，表现为晨起开始活动时较明显，活动后则减轻，活动过多时又会加重，休息后又得到缓解。

出现晨僵的原因是由于患者在睡眠或者运动减少时，水肿液蓄积在炎性组织中，使关节周围组织肿胀。患者活动后，随着肌肉收缩，水肿液被淋巴管和小静脉吸收，晨僵便会得到缓解。因此，只要受累关节的活动减少或者维持在同一位置较长时间，即使白天也可以出现关节发僵，事实上和晨僵是一样的。虽然类风湿关节炎和膝骨关节炎都可以导致晨僵，但两者差异明显。一般情况下，类风湿关节炎晨僵持续的时间明显长于膝骨关节炎晨僵，其可以持续 1 小时，而膝骨关节炎患者的晨僵时长则少于 30 分钟。晨僵时长的计算应以患者清晨醒后出现僵硬感的时间为起点，至患者僵硬感明显减轻的时间为止点。

是不是所有的膝关节疼痛都是膝骨关节炎引起的呢？

　　膝关节是人体当中一个大而复杂的屈曲关节，其受到的应力较大，整体结构稳定且灵活。膝关节疼痛的症状临床较为常见，同时这种疼痛症状很多情况下容易被人们忽视，因而不能及时治疗，使病情加重。膝关节疼痛是一种比较常见的疾病，任何年龄段都有可能发生，其具体原因比较复杂，在日常生活当中，做好预防是非常关键的，适当的运动能够有效防止膝关节老化。膝关节疼痛只要能够在早期及时预防和治疗，便能够有效避免病情加重，减少对生活造成的不良影响。除了膝骨关节炎外，常见的可以引起膝关节疼痛的疾病或原因还包括以下几种：

【脂肪垫劳损】

　　脂肪垫充填于膝关节前部的间隙，有减少关节摩擦，加强关节稳定的作用。脂肪垫劳损的主要原因可能和患者外伤有关，或者是长期摩擦所引起的脂肪垫充血、肥厚，并发炎症，从而导致膝关节正常活动受限。这样的损伤通常情况下会发生在经常登山、步行运动的人群。患者会感觉到膝关节疼痛，在完全伸直状态下，疼痛感会逐渐加重，但是膝关节活动通常不会受到限制，在劳累之后患者的症状会更加明显。

【半月板损伤】

半月板损伤通常见于职业运动员。当下肢负重、膝关节微屈时，如果突然间过度内旋伸膝，如排球运动过程中，队员在防守时突然间转身的动作，很可能会导致半月板撕裂。半月板损伤有明显的关节疼痛感，并且活动受限，走路跛行，关节会出现滑落感与肿胀感，在活动关节时会有弹响声。

【膝关节创伤性滑膜炎】

滑膜可分泌关节滑液，这样能够有利于保持膝关节软骨面的润滑，增加关节的活动范围。因为外伤或者过度劳损等因素可能会损伤滑膜，这样会产生大量积液，使得关节的内压增高。患者经常会感觉到膝关节疼痛、肿胀和压痛，尤其是在做屈伸膝运动时，疼痛感会加剧。

【膝关节韧带损伤】

膝关节微屈时的稳定性相对较差，这个时候如果突然间受到外力导致其内翻或者外翻，很可能会引起韧带损伤，患者通常会有外伤史。膝关节内侧疼痛、小腿被动外展时，疼痛感加剧，并且可能出现皮下瘀斑，膝关节活动受到限制。

【寒冷】

寒冷也是引起膝关节疼痛的主要原因，随着人们的审美和生活习惯逐渐发生改变，即使寒冷的冬季，也会穿得相对单薄，这就会导致体验美感的同时，寒气侵入膝关节局部，可能会引起肌肉和血管收缩，从而诱发膝关节疼痛。

【运动不当】

许多人喜欢登山，但是，如果没有提前做好准备活动，或者是运动量过大，便会导致关节疼痛，尤其是有膝骨关节炎的患者，更加容易导致疾病发作。在登山运动过程中，特别是下山时，膝关节承受很大的压力。人们在上、下楼梯时，也会出现这种情况。因此，进行这些运动时，会引起膝关节疼痛。

【不良走路习惯】

经常穿着不合脚的鞋子，或者是穿高跟鞋走路，便会导致膝关节处于受力不均衡的状态，从而引起膝关节慢性损伤，引起疼痛。

【免疫系统疾病】

类风湿关节炎、强直性脊柱炎、银屑病等都可能会引起膝关节疼痛。

【代谢性疾病】

痛风引起的膝关节疼痛呈明显上升趋势。

25 膝骨关节炎会引起膝关节畸形吗？

膝关节畸形是由机械性、生物性等多种致病因素所导致，可以分为先天性、继发性两种。先天性病因尚未明确，继发性则是由各种疾病，如膝骨关节炎、类风湿性关节炎和创伤性关节炎等引起。

临床上常见的膝关节畸形多是由膝骨关节炎引起。随着膝骨关节炎病情的进展，患者会发生患膝关节间隙变窄，导致内翻或者外翻畸形等，其中尤以内翻畸形最为常见，其发病率大约是外翻畸形的 10 倍。已有研究证实，膝骨关节炎内翻畸形的形成原因和内侧平台软骨厚度较厚，同时软骨下骨较薄、硬度降低有关。

26　膝骨关节炎会引起情绪异常吗?

　　疼痛是膝骨关节炎患者最为常见的症状，长期慢性疼痛会引发患者情绪问题，容易形成焦虑、抑郁等心理疾患，同时会造成疼痛敏化，使得患者对疼痛刺激反应加剧。原因可能是膝骨关节炎除了给患者带来身体上的疼痛外，还会影响正常的工作，较严重的患者还可能出现生活自理能力减退，其自信心受到打击，便容易产生愧疚、焦虑和抑郁等不良情绪。同时，由于膝骨关节炎病程长、病因复杂，需要长期用药，致使患者和家属疾病负担加重，经济压力加重，进而加大精神压力，更容易出现焦虑和抑郁情绪。

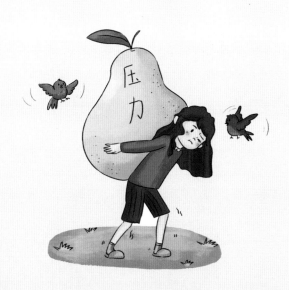

膝骨关节炎会引起下肢肌肉萎缩吗?

很多膝骨关节炎患者，都会发现一个问题，就是大腿和小腿会出现肌肉萎缩，具体表现为患肢肌肉、皮肤松弛，肌张力下降，患肢对比另一侧健康的下肢，粗细会明显不对称、不均匀。当患者得了膝骨关节炎后，会出现膝关节疼痛、积液肿胀、活动受限等临床不适症状，从而会使得患者减少甚至停止活动，肌肉缺乏有效锻炼，久而久之，便会出现腿部肌肉的失用性萎缩，肌肉力量下降。

所谓肌肉的失用性萎缩，顾名思义，就是肌肉活动减少了，或者是活动停止了，导致肌肉不收缩了或者是收缩太少，强度太弱，而我们的肌肉想要维持它的基础力量，就必须要经常给予运动或者活动刺激。所以当膝骨关节炎患者腿部活动减少或者停止时，肌肉就会收缩减少或者活动停止，导致肌肉代谢异常，肌肉力量变小，体积变小，肌肉出现失用性萎缩。

28 膝骨关节炎会导致残疾吗？

　　早、中期膝骨关节炎不会导致患者发生残疾，晚期则可能会引起残疾，这时患者会经常出现关节疼痛和肿胀，并发生严重的膝关节内翻、外翻，或者屈曲挛缩畸形，活动明显障碍，肌肉萎缩，经常需要助行器或扶拐行走。此时，X 线片会显示严重的关节间隙狭窄、大量的骨赘形成、明显的膝关节畸形。

29 阴天下雨为什么膝关节疼痛会加重？

多数膝骨关节炎患者的疼痛会因为处于寒冷、潮湿等气候环境而加重。早在 18 世纪，膝骨关节炎患者可因疼痛加重而预测天气变化这一现象就已引起相关学者的注意，但当时条件有限而相关研究进展缓慢。在寒冷气候下，湿度增加可加重患者关节疼痛，同时老年女性和易焦虑的膝骨关节炎患者更容易受到气候影响。

有研究认为，温度和湿度的变化能引起受累膝关节周围组织的扩张和收缩，从而引发疼痛；低温可以引起关节液黏度增高，使其流动性降低，导致关节僵硬，使关节对机械性疼痛刺激更加敏感；气压增高促使关节液通过关节缺损处挤出，引起关节僵硬和疼痛；环境的变化会影响患者的心情，影响患者对疼痛的感知。

1963 年我国学者在温度、湿度及气压可控的房间里实验证实了湿度增加、气压增大可以使膝骨关节炎患者疼痛加剧。据统计，这种因温度、湿度和气压变化而使疼痛加重的现象大约可以影响 2/3 的膝骨关节炎患者，类似的现象也常见于其他慢性疾病，如痛风、纤维肌痛综合征等。

我国古代医家已认识到该病内因正气虚弱、外因感外邪而发，现根据中医辨证将膝骨关节炎分为外感风邪较重之行痹、寒邪较重之痛痹、湿邪较重之着痹，临床上 3 种证型往往互为掺杂，统称为风寒湿痹，表现为关节肿痛、恶风厌湿、畏寒喜暖。大多数膝骨关节炎患者，常因外感风、寒、湿邪痹阻经络而出现关节肿痛，所以膝骨关节炎多于深秋、寒冬、初春发病或复发，尤其在寒潮、强冷空气及阴雨天气来袭时最易患病或复发。

30 膝关节发出"咔嚓"声响是什么原因?

膝关节在屈伸过程中会有"咔嚓"声响,其实,这种常见现象称作关节弹响,一般可以分为生理性弹响和病理性弹响。

【生理性弹响】

生理性弹响的特点:

(1)弹响声清脆且单一,不会重复。

(2)发生弹响之前一定有一个略长的关节静止期,不会在关节反复活动时产生。

(3)弹响只产生于膝关节受到突然地牵拉或者屈伸时。

(4)生理性弹响不会伴随太多的疼痛、不适感,弹响后常常会有轻松感。

适当的生理性弹响可促使关节周围的毛细血管和末梢神经受到良性刺激,有助于缓解肌肉痉挛、减轻关节内压力等。生理性弹响不需要治疗处理,因此不必为此感到不安。

【病理性弹响】

病理性弹响一般持续时间长,同时膝关节还可能会伴有疼痛、肿胀和活动障碍等，同时运动时膝关节还会有一定的摩擦感。通常是由于关节损伤或结构改变，致使滑膜粗糙、关节韧带松弛及关节软骨脱落等，在运动时就会因上述组织的摩擦而产生弹响。

病理性弹响的特点：

（1）疼痛肿胀。关节响声伴有疼痛或不适感，并且都是可以连续发生的。

（2）关节交锁。由于病理性弹响导致的关节周边组织结异常会使关节活动流畅性降低，活动时如同生锈的轴承。

（3）活动受限。关节粘连或者软组织增生导致。

以上特点可单一发生，也可合并出现。

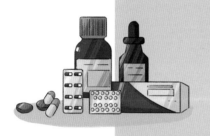

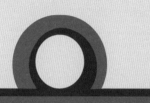

第4章 医生是如何诊断膝骨关节炎的？

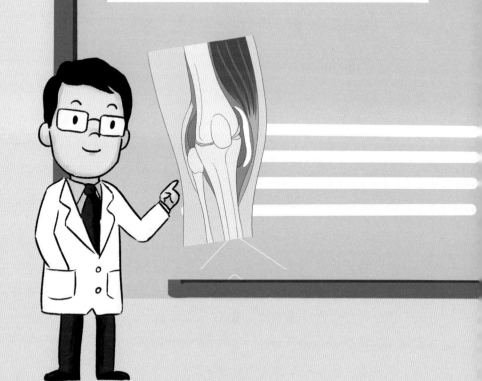

膝骨关节炎的诊断标准是什么?

膝骨关节炎是发生于膝关节的骨关节炎,它符合骨关节炎的共同特点,同时具有膝关节这一特殊部位的特点。膝关节为下肢负重关节,重力在膝骨关节炎的致病机制、临床表现及诊疗方面具有重要意义,与负重活动相关的膝关节疼痛、肿胀,以及畸形、活动障碍是膝骨关节炎的主要诊断标准。美国风湿病学会在 1995 年制定的膝骨关节炎诊断标准和中华医学会《骨关节炎诊疗指南(2018 年版)》均将其用于诊断膝骨关节炎。

1. 参照美国风湿病学会 1995 年标准 ①近 1 个月内反复的膝关节疼痛;②年龄 ≥ 50 岁;③晨僵 ≤ 30 分钟;④活动时有骨摩擦音(感);⑤ X 线片(站立位或负重位)显示关节间隙变窄、软骨下骨硬化和/或囊性变、关节边缘骨赘形成。符合标准①和②、③、④、⑤条中的任意 2 条,即可诊断为膝骨关节炎。

2. 参照中华医学会《骨关节炎诊疗指南(2018 年版)》标准 ①近 1 个月内反复的膝关节疼痛;② X 线片(站立位或负重位)显示关节间隙变窄、软骨下骨硬化和/或囊性变、关节边缘骨赘形成;③年龄 ≥ 50 岁;④晨僵时间 ≤ 30 分钟;⑤活动时有骨摩擦音(感)。符合标准①和②、③、④、⑤条中的任意 2 条,即可诊断为膝骨关节炎。

32 膝骨关节炎有哪些分级标准？

膝骨关节炎目前有多种分级方法，主要有 Kellgren-Lawrence X 线分级和软骨损伤的磁共振分级。

【X 线分级】

参照 Kellgren-Lawrence X 线分级方法：

（1）0 级：无改变（正常）。

（2）Ⅰ级：可疑骨赘，关节间隙正常。

（3）Ⅱ级：明确骨赘，关节间隙可疑变窄。

（4）Ⅲ级：中等量骨赘，关节间隙明确变窄，有硬化性改变。

（5）Ⅳ级：大量骨赘，关节间隙明显变窄，有严重硬化性改变及明显畸形。

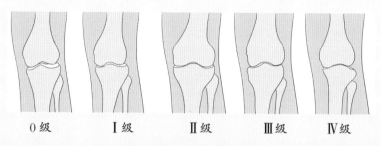

| 0 级 | Ⅰ级 | Ⅱ级 | Ⅲ级 | Ⅳ级 |

膝骨关节炎 X 线分级

【磁共振分级】

参照 Recht 标准：

（1）0 级：正常关节软骨，软骨弥漫性均匀变薄但表面光滑。

（2）Ⅰ级：软骨分层结构消失，软骨内出现局灶性低信号区，软骨表面光滑。

（3）Ⅱ级：软骨表面轮廓轻至中度不规则，软骨缺损深度未及全层厚度的 50%。

（4）Ⅲ级：软骨表面轮廓中至重度不规则，软骨缺损深度达全层厚度的 50% 以上，但未完全脱落。

（5）Ⅳ级：软骨全层缺损、剥脱，软骨下骨质暴露，有 / 无软骨下骨质信号改变。

膝骨关节炎有哪些分期标准？

参考中华医学会《骨关节炎诊疗指南（2018 年版）》和中华中医药学会标准《中医骨伤科临床诊疗指南·膝痹病（膝骨关节炎）》（T/CACM 1229—2019）制定的"膝骨关节炎西医诊疗指南分期"，将客观影像学检查作为确诊标准，其中 X 线片表现为基本标准，核磁共振为补充标准。《骨关节炎诊疗指南（2018 年版）》和"膝骨关节炎西医诊疗指南分期"中的临床症状和体征包括膝关节疼痛、活动、肿胀和畸形 4 个方面。中国中医药研究促进会骨伤科分会《膝骨关节炎中医诊疗指南（2020 年版）》使用视觉模拟评分法评价疼痛严重程度，以患者的主观疼痛为主要标准，制定膝骨关节炎中医诊疗指南分期。

【西医诊疗指南分期】

1. 初期

（1）疼痛：偶发膝关节疼痛。

（2）活动：可正常进行日常活动。

（3）肿胀：无膝关节肿胀。

（4）畸形：无明显畸形（或原有畸形）。

（5）X 线片显示：关节间隙可疑变窄，可能出现骨赘。

Kellgren-Lawrence X 线分级（简称 K-L 分级）Ⅰ级。

2. 早期

（1）疼痛：经常出现膝关节疼痛。

（2）活动：日常活动基本不受影响，少数患者平路行走偶有影响，常于起立、下蹲或者上下楼梯时疼痛，活动轻微受限。

（3）肿胀：偶发肿胀。

（4）畸形：无明显畸形（或原有畸形）。

（5）X 线片显示：关节间隙轻度狭窄，有明显的小骨赘。

K-L 分级Ⅱ级。

3. 中期

（1）疼痛：经常出现膝关节严重疼痛。

（2）活动：日常活动因为疼痛而受限。

（3）肿胀：复发性膝关节肿胀。

（4）畸形：可能出现明显膝关节轻度内翻或者外翻畸形。

（5）X 线片显示：明确的关节间隙狭窄，有中等量骨赘，软骨下骨骨质轻度硬化，可能出现膝关节骨性畸形（内翻畸形、外翻畸形、屈曲畸形）。

K-L 分级Ⅲ级。

4. 晚期

（1）疼痛：膝关节疼痛非常严重。

（2）活动：日常活动严重受限。

（3）肿胀：可能经常出现膝关节肿胀。

（4）畸形：可能出现严重的内翻、外翻畸形或屈曲挛缩畸形。

（5）X 线片显示：严重的关节间隙狭窄，大量骨赘形成，明显的软骨下骨硬化，明显的膝关节骨性畸形。

K-L 分级Ⅳ级。

当患者主观疼痛等级严重、X 线片表现 K-L 分级较低，二者不符合时，核磁共振检查作为补充标准，以其分级为准。

【中医诊疗指南分期】

1.急性发作期　膝关节重度疼痛（视觉模拟量表评分＞7 分），或疼痛呈持续性，疼痛重者难以入眠；膝关节肿胀，功能障碍，跛行甚至不能行走。

2.缓解期　膝关节中度疼痛（视觉模拟量表评分 4 ～ 7分），劳累或天气变化时疼痛加重，伴酸胀、乏力，膝关节活动受限。

3.康复期　关节轻度疼痛或不适（视觉模拟量表评分＜4分），腰膝酸软，倦怠乏力，甚或肌萎无力，不耐久行。

知识点

　　视觉模拟量表评分即通常使用视觉模拟评分法评估的数据。该法用于疼痛的评估，在我国临床使用较为广泛。该评估的基本工具是一个游动标尺，正面是无刻度

10 厘米长的滑道，两端分别为 "0" 分端和 "10" 分端。"0" 分端和 "10" 分端之间有一个可以滑动的标定物。"0" 分表示无痛，"10" 分代表难以忍受的最剧烈的疼痛。尺子背面有 "0 ～ 10" 的刻度。临床使用时，将有刻度的一面背向患者，让患者根据疼痛程度滑动标定物至能代表自己疼痛程度的相应位置。医生根据患者标出的位置为其读出疼痛程度指数。临床评定以 0 ～ 2 分为 "优"，3 ～ 5 分为 "良"，6 ～ 8 分为 "可"，8~10 分为 "差"。此方法简单易行，相对比较客观，而且敏感。

34 诊断膝骨关节炎的重要参考指标有哪些？

诊断膝骨关节炎的重要参考指标有以下内容：

【症状体征】

发病缓慢，初起关节疼痛、僵硬，活动稍多后症状缓解；随着活动增多或活动时间较久时，疼痛、僵硬又复加重。关节周围压痛、肿胀，功能受限，活动时，听到捻发音、摩擦音。

【实验室检查】

关节液清凉黏稠，白细胞＜ 2 000/ 毫升；伴有滑膜炎的患者可出现红细胞沉降率和 C- 反应蛋白轻度升高，临床出现关节积液。

【X 线检查】

（1）关节间隙变窄：成人膝关节间隙为 4 毫米，＜ 3 毫米为关节间隙狭窄；60 岁以上的老人膝关节间隙为 3 毫米，＜ 2 毫米为关节间隙狭窄。

（2）软骨下骨板硬化：软骨下

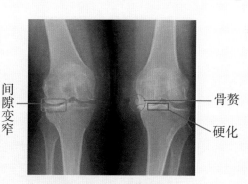

膝骨关节炎 X 线表现

骨板致密、硬化，负重软骨下骨质内可见囊性变。

（3）骨赘形成。

【CT 检查】

CT 显示受累关节间隙狭窄、软骨下骨硬化、囊性变和骨赘增生等。

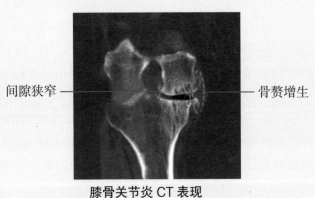

间隙狭窄 ——　　　　　　　　　—— 骨赘增生

膝骨关节炎 CT 表现

【核磁共振检查】

核磁共振示软骨损伤、骨赘形成、软骨下骨骨髓水肿和 /或囊性变、半月板退行性撕裂、软骨部分或全层缺失。

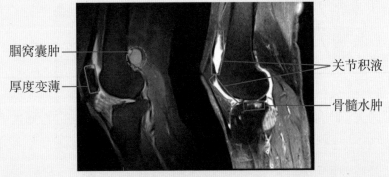

腘窝囊肿 ——　　　　　　　　　—— 关节积液

厚度变薄 ——　　　　　　　　　—— 骨髓水肿

膝骨关节炎核磁共振表现

第5章 如果怀疑患了膝骨关节炎，应如何就诊？

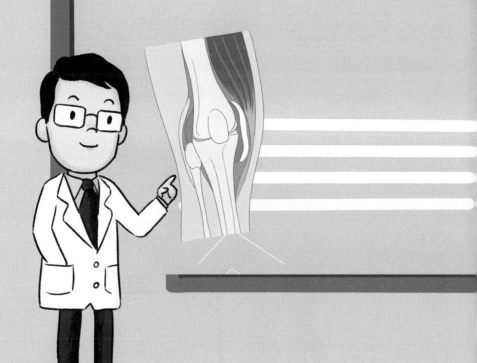

35 膝骨关节炎患者应该去哪个科室就诊?

膝骨关节炎患者就诊前要根据自己的情况来选择就诊科室和医生。膝骨关节炎是一种临床常见的关节疾病,该病并不是一个复杂的疾病,具有一定的专科知识和治疗经验后就能诊断明确并有效治疗。

随着膝骨关节炎诊疗规范的不断推广,西医院骨科、关节外科、疼痛科,以及中医院的骨伤科、推拿科、针灸科等科室的快速发展,已使得该病的诊疗变得简便效廉。这些科室的医生均对膝骨关节炎有一定程度的了解,并且都经过了专业培训,在首次接触到患者时,能够开展全面相关检查,并不容易导致漏诊或者误诊。

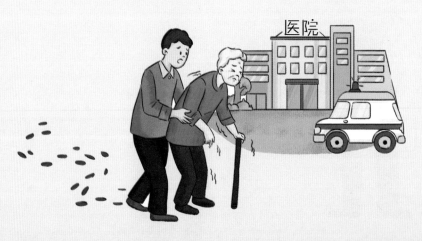

36 第一次就诊时患者应如何向医生描述病情？

在就诊患者较多的情况下，患者进入诊室与医生交流的时间通常比较短，因此如何在短时间内把自己关心的很多问题都能跟医生进行充分的交流，成为一个急需解决的问题。那么，在这有限的时间内，患者要怎么样才能把自身情况及诉求明白地告诉医生呢？我们在这里给您一些建议。

初次就诊的患者可以提前准备好回答医生会提出的以下问题：

（1）什么时候开始出现症状的？

（2）刚患病时的主要症状有哪些？

（3）最早是哪个膝关节出现症状的？哪个膝关节出现过疼痛？哪个膝关节出现过肿胀？有没有晨僵？如果有晨僵，晨僵持续多长时间？

（4）关节肿痛出现频繁吗？

（5）出现关节肿痛时，有没有什么明确的诱因？比如运动、受凉、劳累、外伤等？

（6）什么因素会加重或者减轻关节肿痛？是运动，还是休息？

（7）关节肿痛起病是急性还是慢性？急性就是在很短时间，比如几天内出现的异样表现；慢性就是在数周，甚至数月内逐渐出现。

（8）关节肿痛是持续存在，还是可以自己消失，或者是使用了哪些药物后关节肿痛会消失？如果关节肿痛是反复发生的，每次发生之前有什么诱因吗？持续多长时间？

（9）除了膝关节有不适症状外，还有没有其他伴随的症状？比如发热、乏力、食欲不振、消瘦等症状。

以上问题在就诊前，患者能自己回答清楚，在就诊时向医生提供这些相关信息，医生就可以更快、更好、更有效地判断病情，对医生确定后面的治疗方法与药物会有很大的帮助。

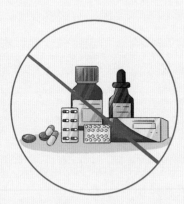

37 就诊时如何配合医生诊断?

　　建议患者就诊前把自己想要知道的问题进行一下归纳，如自己日常需要注意什么，饮食方面有何忌口等，避免在就诊时因为紧张导致很多事情没问到，事后又不知道该如何处理的情形出现，造成因同样的问题多次就诊。

　　对于患者而言，为了让医生更直观地查看患病的部位，建议穿宽松的衣服。患者大部分需要进行 X 线、CT 等影像检查，为了避免对检查结果造成干扰，建议在检查时将金属类物品取下交由家人保管，如发卡、耳环、项链、手机、钥匙等。

　　很多人在身体出现疼痛、不适状况后一段时间内记忆会逐渐模糊，对此可以在疼痛后将其病情用纸或者手机记录下来，包括疼痛的大致位置、疼痛的感受、持续时间等，待就诊时讲述给医生，避免出现漏掉的信息。

　　就诊前要整理自己的过往病历资料和检查结果，并将其按照时间先后顺序进行排列，这些资料可以为医生提供参考，因此患者需要把病历资料保存完整。

　　如果是第一次到骨科就诊，为了避免误诊，医生会根据患者的病情开具相应的检查。医生根据检查结果，会给出患者合适的治疗方案，并告知患者注意事项。

　　在诊室内需要配合医生进行初步的检查，如实回答医生的提问，并告知身体的不适及症状持续的时间。另外，在诊疗后医生会告知患者及其家属一些日常需要注意的事项及生活方式的改善等，需要仔细倾听，记录下来，按照建议严格执行，有利于患者的恢复。

第6章 针对膝骨关节炎，医生会进行哪些检查？

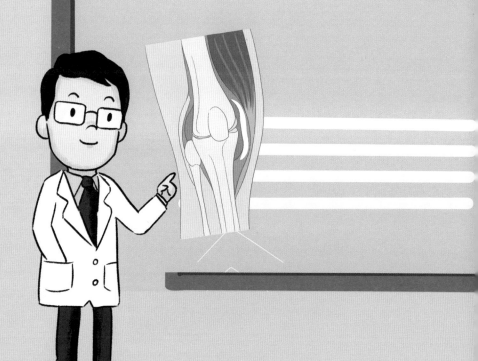

38 医生会给膝骨关节炎患者做哪些体格检查?

通常进行的体格检查有以下内容:

【检查双侧膝关节外形】

有无红肿发热,双侧膝眼有无肿胀,有无外翻、内翻、屈曲、过伸畸形。

【检查双侧膝关节各方向活动范围】

屈伸、内翻、外翻、内旋、外旋。髌骨活动度。

【查压痛点】

髌上、髌下、髌韧带及内侧副韧带、外侧副韧带等周围。

【特殊检查】

1. 磨髌试验　检查时,患者取仰卧位。检查者使患者髌

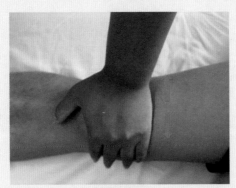

磨髌试验

骨与其对面的股骨髁间关节面相互挤压摩擦，或上下滑动，患者可出现摩擦、疼痛等不适。

2. *浮髌试验*　患者取仰卧位，患侧膝关节伸直，嘱其放松股四头肌。检查者一只手挤压患者髌上囊，将髌上囊区的关节液挤压到髌骨下方；另一只手食指向下按压患者髌骨，若出现髌骨的浮动感，犹如东西漂浮在水面上一样，即为阳性，说明膝关节内积液较多。

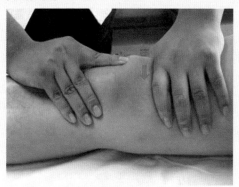

浮髌试验

3. *膝关节过伸试验*　患者取仰卧位，伸展膝关节。检查

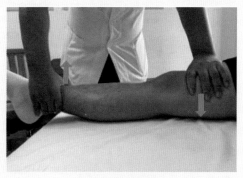

膝关节过伸试验

者用一只手固定患者患肢膝关节，另一只手托起患者小腿，使膝关节过度伸展，若发生疼痛，即为阳性。

4.膝关节极度屈曲试验　患者取仰卧位，伸展膝关节。检查者用一只手固定患者患侧膝关节，另一只手把膝关节极度屈曲，若发生疼痛，即为阳性。

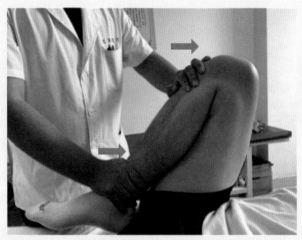

膝关节极度屈曲试验

5.麦氏征试验　嘱患者仰卧，双下肢自然伸直，后屈曲患肢使髋关节和膝关节尽量屈曲，脚踝靠近臀部。检查者一只手握住患者患侧的髌骨，另一只手握住患者踝部；后伸直膝关节，在伸直膝关节的过程当中，外展、外旋小腿后，再内展、内旋小腿，如果在这个过程当中，患者出现半月板的弹响或者疼痛，多提示有半月板的损伤，也就是麦氏征阳性。

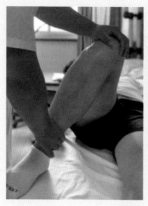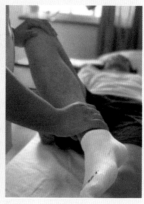

麦氏征试验

6. 前、后抽屉试验　患者取仰卧位，患膝屈曲 90 度，双足平放于床上。检查者坐于床上，抵住患者双足使之固定，双手握住患侧膝关节下方，向前后推拉。若感觉到患者小腿有过度前移，表示前交叉韧带断裂或松弛；若感觉到患者小腿有过度后移，则表示后交叉韧带断裂或松弛。

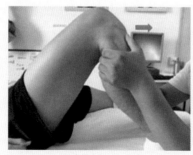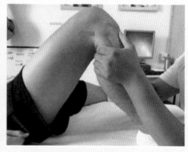

前抽屉试验　　　　　　　　　　　**后抽屉试验**

7. 内、外侧应力试验　患者取仰卧位，膝关节伸直。检查者一只手握住患者小腿下端，将小腿外展，另一只手压住患者膝关节外侧，向内侧推压。若膝关节内侧发生疼痛和侧方活动即为阳性，说明胫侧副韧带损伤或断裂。检查腓侧副韧带时，方法与之相反。

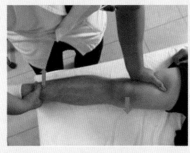
内侧应力试验

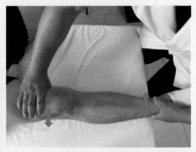
外侧应力试验

39　医生会给膝骨关节炎患者做哪些实验室检查？

实验室检查主要包括以下内容：

（1）一般检查血常规、尿常规、红细胞沉降率、C- 反应蛋白、肝功能、肾功能、免疫球蛋白、蛋白电泳、补体等。

（2）自身抗体类风湿因子、抗环状瓜氨酸抗体、类风湿因子 IgG 及 IgA、抗核周因子、抗角蛋白抗体，以及抗核抗体、抗 ENA 抗体等。

（3）遗传标记 HLA-DR4 及 HLA-DR1 亚型。

（4）关节液检查。伴有滑膜炎的膝骨关节炎患者可出现 C- 反应蛋白和红细胞沉降率轻度升高，出现关节积液。一般关节液透明、淡黄色、黏稠度正常或略降低，但黏蛋白凝固良好，轻度白细胞增多，以单核细胞为主。

关节穿刺术应用于有关节腔积液的关节。关节液的检查包括：关节液培养、类风湿因子检测等，并进行偏振光检测，鉴别痛风的尿酸盐结晶。

40 医生会给膝骨关节炎患者做哪些影像学检查?

影像学检查主要有以下内容:

【X线】

过去检查通常首选X线,X线能清晰显示关节的骨骼系统,如骨皮、髓质、骨小梁结构及钙化。对软骨、软骨下水肿、骨挫伤、半月板、韧带、肌腱、积液、肌肉等软组织

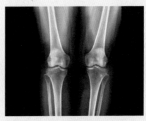

X线图像

结构,因X线的穿透性而不被显示,只能间接提示,如软组织肿胀、囊肿等。

【CT】

通过CT检查可以清楚显示膝骨关节炎造成的关节改变,如骨质增生、骨赘、关节磨损及关节间隙狭窄等,并且CT检查具有早期发现较小骨损伤、能清楚查看骨重叠部位等优势,

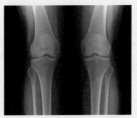

CT 图像

可以更好地显示膝关节退变及骨质破坏情况。

【核磁共振】

核磁共振是目前最可靠而全面的膝骨关节炎影像学检查方法。通过多序列、多平面成像，可显示膝关节内及其周围微细结构的变化，清晰显示皮肤、脂肪、肌肉、肌腱、韧带、滑膜、关节软骨、半月板，以及软骨下水肿、骨挫伤等，增强造影后还能显示关

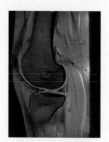

核磁共振图像

节周围的血管和神经。然而核磁共振扫描时间较长，费用较贵，对微小骨折和钙化不敏感，而且不适宜患有幽闭恐惧症和体内带金属异物（如心脏起搏器等）的患者。

【超声】

超声具有可动态观察屈伸状态下关节及其周围软组织的形态结构变化等优势，对膝骨关节炎的关节软骨损伤程度分期和预后判断具有很高的临床价值。超声对关节软骨

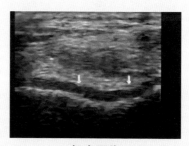

超声图像

损伤（变薄、回声增高、模糊）和软骨下骨破坏（毛糙、缺损），髌上囊积液和滑膜增生，腘窝囊肿，关节周围韧带、肌腱及其附着处的肿胀、撕裂检出率均较高，与核磁共振检出率相符。

知识点

影像学检查方式的区别：X线、CT、核磁共振及超声对于诊断膝骨关节炎的灵敏度、特异度、准确率无显著差异，对膝骨关节炎诊断准确可靠，但这四种检查方式各有侧重点，X线、CT在骨性病变检出率较超声更优，核磁共振和超声在非骨性病变检出率更优，且核磁共振对半月板病变、韧带病变方面的检出率优于超声，四种检查方式可相互补充。

第7章 膝骨关节炎应该怎么防治?

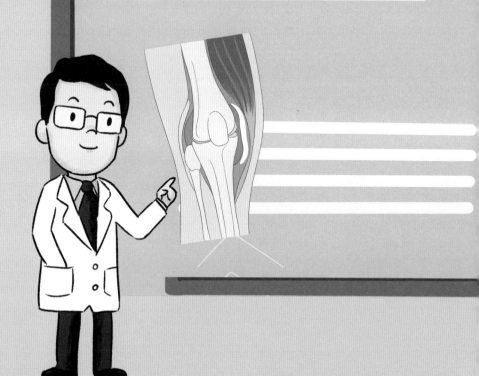

41 膝骨关节炎该如何预防?

膝骨关节炎的预防应做到以下几点:

(1)控制体重,避免过度肥胖等现象,防止加重膝关节的负担。

(2)注意平日里的姿势,避免长时间下蹲对膝关节产生的不可逆损伤。长时间的下蹲最好改为低坐位,坐着和站着也要经常变换姿势,防止膝关节固定一种姿势而用力过猛。

(3)女性朋友们尽量不要穿高跟鞋,改穿一些厚底而有弹性的软底鞋以减少膝关节所受到的冲击力。

(4)应科学锻炼身体。盲目锻炼会导致膝关节负荷加重,因此,可以在专业人士的指导下,根据个人不同的状况选择适合自己的锻炼方式,同时避免过度劳累。

(5)要注意保暖。膝关节遇冷时,血管会自行收缩,这个时候血液循环会变差,进而导致膝关节结构和功能异常,所以在天气寒冷时应注意保暖。大热天尽可能避免空调、电扇直接对膝关节吹风,必要时戴上护膝,防止膝关节受凉。

患了膝骨关节炎，能彻底根治吗？

　　膝骨关节炎的诊断依据主要是患者出现膝关节疼痛，只要能消除膝关节疼痛，即能达到临床治愈。依据膝骨关节炎的严重程度，有针对性地采取相应的治疗手段去缓解膝关节的症状，包括功能锻炼、推拿、中药足浴、手术等。

　　正确有效的治疗可以有效缓解或消除膝关节疼痛，延缓关节老化速度，改善关节功能，从而提高患者的生活质量。但是软骨退变作为膝骨关节炎主要病理改变是不可逆的。这种关节软骨退变与年龄的增长，以及各种原因导致的关节过度劳损密切相关，软骨本身是一种没有血液供应，没有神经支配的组织，当软骨磨损之后是很难再生的，所以说膝骨关节炎是不可能根治的。

43 膝骨关节炎不治疗会自愈吗？

　　一般情况下，如果不采取有效的干预措施，膝骨关节炎很难自愈。膝骨关节炎是一种退行性改变的疾病，是人衰老的必然结果，所以其自愈是不太可能的。因为一旦出现膝骨关节炎，就会逐渐引起关节疼痛、关节活动僵硬、关节周围肿胀、关节肿大畸形，甚至失去膝关节的功能，且会从单侧膝骨关节炎发展为双侧，这样的结局势必会给患者带来生活质量的降低。所以，放弃治疗等待自愈是非常不可取的，患者可以选用一些有效方法来干预，可缓解膝关节的疼痛、肿胀、僵硬，改善膝关节的功能，提高生活质量。

哪些家用理疗仪器可减缓膝骨关节炎进展？

症状不重的患者使用家用理疗仪器居家治疗，可以减缓膝骨关节炎的进展。

1. 聚焦低强度脉冲超声　改变膜电位，使离子和胶体通透性增强，促进血液循环；刺激细胞功能，加速化学反应，加强新陈代谢，影响酶的功能和生物活性物质含量；改变组织 pH，降低感觉神经的兴奋性，提高痛阈，从而达到治疗效果。

2. 特定电磁波谱治疗仪　最广为人知的是特定电磁波谱治疗仪，被大众冠名"神灯"。特定电磁波谱治疗仪是经特别选定的 30 多种元素作为涂层制成的。在温度的作用下，能产生出对人体有用的微量电磁波，通过生物热效作用于人体。主要用于消炎、止痛、止痒、降脂等。

3. 低频治疗仪　就是大家常听到的经络治疗仪、电子脉冲理疗仪。低频治疗仪是微波治疗仪的一种，主要利用电磁波的较低频段进行医疗保健。在治疗和保健中，主要是利用其热效应。

4. 红外线治疗仪　俗称"烤灯"，红外线可穿过皮肤，直接使肌肉、皮下组织等产生热效应，加速血液物质循环，增加新陈代谢、减少疼痛、增加肌肉松弛、产生按摩效果。

45 膝骨关节炎的治疗目标是什么?

　　膝骨关节炎是一种慢性疾病,以关节疼痛、肿胀、僵硬、活动障碍等为主要症状,严重的可见关节畸形,日久会影响正常行走功能。其疾病发生干扰着膝关节局部肌肉肌力与整体关节平衡功能,下肢力线偏歪,影响着日常生活活动能力、上下楼梯功能。

　　治疗膝骨关节炎的目标是缓解或消除膝关节疼痛,改善关节活动度,提高日常生活能力,不需借助辅助器具亦能正常行走,上下楼梯无负担。除此以外,恢复下肢整体平衡功能,调整偏歪的下肢力线;若有关节肿胀、僵硬,则加以消肿、改善功能的治疗方案;在软骨层面,希望借助各种治疗手段延缓关节软骨退变进程,抑制关节软骨、软骨下骨骨质破坏及其赘生物的演变,抑制或延缓病情发展。

46 为什么说患了膝骨关节炎要尽早治疗？

　　膝骨关节炎是我国老年人最主要的致残原因。近年来，由于更多的患者得到了早期诊断，及时接受了治疗，病情和生活质量都有很大改善，大大降低了残疾的发生率。所以，早期诊断和早期治疗是改善膝骨关节炎患者临床结局的关键因素。膝骨关节炎一定要尽早治疗，尽早治疗对于该病的预后非常重要。因为膝骨关节炎早期主要表现为关节肿胀、疼痛，如果治疗不及时，疾病就会逐渐进展，最后会出现骨质被破坏，关节畸形，造成残疾。如果膝骨关节炎在早期就能得到及时的治疗，在关节和骨骼都还没有被破坏时进行治疗，大部分患者的病情会得到非常好的控制，可以有效延缓或者避免关节被破坏和发生畸形。

47 关节积液需要经常抽取吗?

当膝骨关节炎并发滑膜炎时,膝关节局部会发生肿胀,肌肉等组织释放出大量液体,形成关节积液,储存在膝关节腔内及周围组织间隙,这时患者会感觉膝关节闷胀,活动度明显下降。在这种情况下,如果经检查发现膝关节积液过多、张力过大可以进行关节穿刺抽取积液缓解症状。但如果积液量很少,不必进行穿刺抽液,应采取其他措施缓解局部症状。如果强行穿刺抽液,一则容易损伤关节,有关节感染的风险;二则也无必要,因为少量积液经过保守治疗后可很快消失;三则少量积液很难通过穿刺抽出,可能事倍功半。

那膝关节积液较多的情况下可以经常抽取吗?不可以,因为抽关节积液是一种急性治疗手段,只是用以缓解发作期症状,并不能起到治疗作用,导致积液产生的致病因素尚在,积液过一段时间后还会重新产生。如果关节腔内积液只要增多就进行抽取,这样反复操作会造成膝关节积液持续增多(远远超过刚刚患病时),也会为膝关节积液的后续治疗增加难度。因此,应该在确定病因的情况下,针对原发疾病进行治疗,才能从根本上消除膝关节积液。

4·8 什么是阶梯治疗？

　　阶梯治疗是指根据膝骨关节炎发生、发展的阶梯性特点，对膝骨关节炎患者实施差异性治疗方案，依据膝关节所处阶段的关节退变程度与症状严重程度采取不同的治疗方案。《骨关节炎诊疗指南（2018 年版）》将膝骨关节炎治疗分为基础治疗、药物治疗、修复性治疗和重建性治疗四层次，见下图。

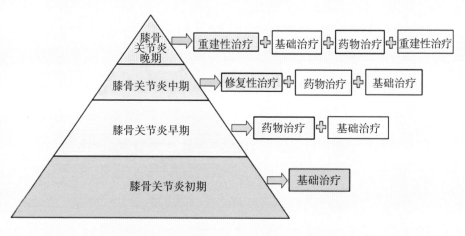

【膝骨关节炎的基础治疗】

　　膝骨关节炎的基础治疗包括预防保健和治疗康复两个方面，贯穿于健康人－患者－恢复健康人的整个过程，包括对患者进行科学的相关医疗科普教育、中医健康调理、辅助支具保护、肌肉锻炼和适宜活动指导。

1. 患者教育　①充分认识到患者与医生的密切配合是维护健康的关键。②使患者了解膝骨关节炎的发生、发展过程，充分阐释绝大多数膝骨关节炎现代医学治疗的预后良好，消除其思想负担。③家庭和社会的支持与帮助对患者的治疗起积极作用。④了解所用药品的用法和不良反应，在医生指导下规范用药，切勿自行任意改变。

2. 运动和生活指导　①告诫患者避免对本病治疗不利的各种因素，建立合理的日常活动方式，如保护受累的膝关节，避免长途疲劳奔走、爬山、上下高层楼梯，以及各种不良体位姿势（长久站立、跪位和蹲位等）。②肥胖者应减轻体质量。超重会增加关节负担，应保持标准体质量。③保护关节，可戴保护关节的弹性套，如护膝；避免穿高跟鞋，应穿柔软的、有弹性的运动鞋，用适合的鞋垫，膝关节内侧室软骨退变的患者可用楔形鞋垫辅助治疗。④患者于发作期应减轻受累关节的负荷，可使用手杖、助步器等协助活动。

3. 科学合理的关节肌肉锻炼　①进行有氧运动，步行、游泳、骑自行车等有助于保持关节功能。②适度进行太极拳、八段锦等运动。③膝关节在非负重状态下做屈伸活动，以保持关节活动度。④进行有关肌肉或肌群的锻炼，以增强肌肉的力量和增加关节的稳定性，如下肢股四头肌等长收缩锻炼等。

4.中医和物理治疗　急性期物理治疗的主要目的是止痛、消肿和改善关节功能；慢性期物理治疗的目的是以增强局部血液循环和改善关节功能为主。中医治疗可以减轻疼痛症状和缓解关节僵直，包括按摩、热疗、水疗、针灸、推拿等。应注意所用方法可能对膝关节产生的潜在损害，要防止对后期治疗增加的意外风险，如感染。

【膝骨关节炎的药物治疗】

根据膝骨关节炎患者病变的部位及病变程度，内外结合，进行个体化、阶梯化的药物治疗。按药物使用途径分为外用药物、口服药物、肛门栓剂、静脉滴注、关节腔内注射药物等。药物作用范围分为局部用药和全身用药。根据药理作用分为糖皮质激素、非甾体类抗炎药、慢作用抗炎药物、镇痛药、抗焦虑药、中成药，以及透明质酸钠、医用几丁糖、富血小板血浆等关节内注射药物。应当注意，虽然口服非甾体类抗炎药最常用，但非甾体类抗炎药具有天花板效应，过量使用不能增强疗效，但可能增加毒副反应。对中重度症状可联合不同方式，使用不同药物。患者在接受药物治疗时应继续基础治疗。

1.外用药物　由于外用药物主要集中作用于局部，吸收入血运较少，药物的全身性毒副作用相对较轻。建议早期膝骨关节炎患者，尤其是高龄患者或基础疾病较多的患者，先选择局部外用药物治疗（如氟比洛芬凝胶贴膏、中药膏剂等）。当皮肤有伤口、皮疹等不良状况时应慎用，出现过敏反应时应及时停止使用。

2. 口服药物　局部外用药物吸收较少和较慢，因此全身性药理作用也相对较弱，药物起效较慢。口服药物由胃肠道吸收，可以达到较高的血药浓度，作用强于外用药物，同时毒副作用也相对较大。①非甾体类抗炎药是治疗膝骨关节炎最常用的Ⅰ类药物，建议首选选择性 COX-2 抑制剂，相对而言其对胃肠道的副作用小，如塞来昔布、艾瑞昔布、依托考昔等。②缓解关节疼痛、炎症性肿胀的慢作用药物，如地奥司明、氨基葡萄糖、双醋瑞因等。③阿片类镇痛药物，包括弱阿片类镇痛药及强阿片类镇痛药。对非甾体类抗炎药治疗无效或存在禁忌证的患者，单独使用或联合使用阿片类镇痛药，但应注意其不良反应及成瘾性。④抗焦虑药可改善患者的抑郁和焦虑等，不仅能缓解因慢性疼痛导致的忧郁状态，还能减轻中枢神经的下行性疼痛，抑制系统功能，尤其对于关节置换手术后慢性疼痛可考虑使用抗焦虑药物，如合用多塞平与阿米替林，或者单独使用乐瑞卡等。但应用时需注意药物不良反应。⑤中成药，部分中药可通过各种途径改善关节功能、减轻疼痛，但其具体机制仍需高等级证据验证。

3.肛门栓剂　具有吸收快、起效快的特点。常用的是非甾体类抗炎药，用于不便口服药物的患者。

4.静脉滴注　具有起效快、调整剂量方便的特点，用于不便口服药物的患者，多用于围手术期。常用的有非甾体类抗炎药（如帕瑞昔布钠）、氟比洛芬酯、阿片类药物等。

5.关节腔内注射药物　常用的注射药物包括糖皮质激素、医用几丁糖、透明质酸钠等，可有效缓解疼痛，改善关节功能。但该方法是侵入性治疗，可能会增加感染的风险，必须严格无菌操作及规范操作。富血小板血浆是最新的研究和探索，其安全性和有效性尚需要进一步研究检验。

【膝骨关节炎的修复性治疗】

1.关节镜清理术　关节镜清理术主要针对伴有机械交锁或半月板撕裂等症状的患者，通过关节镜下游离体清理、半月板成型等，能减轻部分早中期患者的症状，改善膝关节腔内微环境，在一定程度上有助于膝关节自我修复。对已出现力线异常、明显骨赘增生的晚期患者，单纯的关节镜冲洗或清理手术的效果较差。

2.关节软骨修复术及生物治疗　采用干细胞、软骨移植、微骨折技术、富血小板血浆等多种组织工程及外科手段修复膝骨关节炎病损的透明软骨，其疗效尚需进一步研究探索。

3.膝关节周围截骨术　适合膝关节力线不佳的单间室骨

关节炎患者，包括胫骨结节截骨（纠正髌股关节轨迹不良），股骨髁上截骨（股骨侧力线不良，多为膝外翻），胫骨高位截骨（胫骨力线不良，多为膝内翻）。选择股骨、胫骨或腓骨截骨术，开放截骨或闭合截骨，要根据肢体长度、韧带肌腱止点是否受干扰、骨折能否愈合等因素进行个体化选择。

【膝骨关节炎的重建性治疗】

1. 膝关节部分置换手术　膝关节单间室骨关节炎患者，如果不伴有严重力线异常，且交叉韧带功能良好，可以实施单间室人工关节置换手术治疗，预后良好。包括：①单髁置换手术，适用于单个胫股关节骨关节炎。②髌股关节置换手术，适用于髌股关节炎。

2. 人工膝关节置换手术　适用于严重的膝关节多间室骨关节炎，尤其伴有各种严重畸形时，其绝大多数远期疗效满意。全膝关节置换手术后 20 年以上假体生存率超过 90%，可作为膝骨关节炎晚期的终极有效治疗方法。

3. 其他　极少数膝骨关节炎晚期患者由于同时伴发的其他疾病而预期无法通过人工膝关节置换手术得到理想疗效时，不适宜进行重建性治疗，可以选择膝关节融合术甚至截肢术。

49 膝关节肿了需要热敷吗？

　　一般情况下，热敷确实可以使血管扩张，增加局部血液循环，促进代谢，起到缓解膝关节不适的作用。但对于膝关节处于急性肿胀期的人来说，热敷非但不能缓解症状，还会促进关节的炎症反应，反而加重肿胀的程度。因此，对于短期内迅速发生膝关节肿胀，膝关节明显疼痛、活动受限，或膝关节皮肤发红发热的患者来说，一定要慎用热敷或者不用。若肿胀日久，对局部关节施以热敷，有利于消肿、滑利关节，可起到活血化瘀、舒筋通络之效；使局部肌肉等组织对炎症因子的吸收速率加快，膝关节肿胀、僵硬等症状可迅速被减轻或解除。

50 得了膝骨关节炎可以运动吗?

说到膝骨关节炎的危害,关节畸形和残疾属于远期的,疼痛则是患者早期感受并为之困扰的难题。一旦膝关节产生疼痛,患者的身体就会潜意识地减少疼痛关节的活动,这种避痛反应是刻在骨子里的,是身体的一种保护机制。不过,保护的力度够不够,保护的期限是多久,则需要依据患者本身结合疾病检查结果来调控。在此过程中,患者可能出现三种情况:

第一种,这点痛不算什么,我能忍得住,不能因为这么点疼痛就影响了工作和生活。

第二种,这么痛,我得多休息,尽量不要活动,要不然病情加重了怎么办。

第三种,现在是炎症急性期,我不能乱动,等炎症缓解了,还得按医生的嘱咐做功能锻炼,才能更好地康复。

很明显,我们知道第一种和第二种是不恰当的做法,第三种是更为正确的做法。第一种做法不恰当很好理解,如果不注意休息就容易伤上加伤;可第二种做法不恰当,很多患者就理解不了,关节疼痛说明关节有损伤,休息可以避免损伤加重,多休息怎么还不恰当了呢?很多膝骨关节炎患者不知道，缺乏运动也是膝骨关节炎的危险因素之一，已经确诊的膝骨关节炎患者，如果没有进行积极的功能锻炼，也同样不利于病情康复，甚至缺乏运动会和病情加重形成恶性循环。

适度的运动对膝骨关节炎患者是不可或缺的。"适度"有两重含义：一是选择恰当的运动方式；二是要有适度的运动量。比如游泳、散步、仰卧直腿抬高、抗阻力训练，这些运动就适合膝骨关节炎患者；而上下楼梯、爬山、下蹲起立等，容易加重软骨磨损的运动，就不适合进行。适当的运动量的标准是：以休息 2 小时后不觉得过分疲累，或者第二天醒来不会出现膝关节肿胀、疼痛为适当。

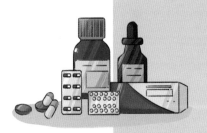

第 8 章　西医治疗膝骨关节炎有哪些方式?

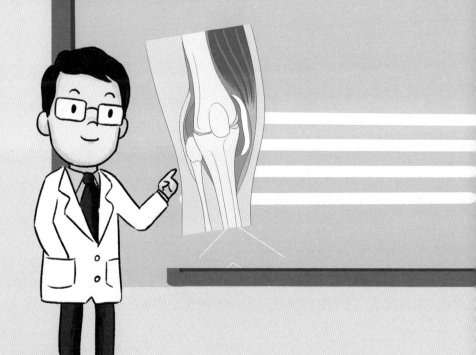

膝骨关节炎患者的健康教育有哪些内容?

医务人员可以通过口述或派发宣传册，以及其他新媒体等方式向膝骨关节炎患者进行健康教育，包括膝骨关节炎发生、发展、治疗、预后等相关知识，增加患者对膝骨关节炎知识的了解，掌握预防疾病和自我简单康复锻炼的方法，缓解对本病的焦虑恐惧，提高抗争疾病的信心。另外，还可帮助膝骨关节炎患者建立个体化长期监测及评估机制。健康教育主要有以下内容。

【运动指导】

运动指导谨遵个体化原则。由于患者年龄阶段不同、身体素质不同、病程所处阶段不同、基础疾病不同等个体差异，医务人员在进行运动指导时会根据患者自身情况制定更科学合适的膝关节运动方案。

【治疗指导】

根据患者的症状体征进行个体指导，根据疼痛及病程发展需要使用止痛及舒筋活络等药物，也可进行理疗或关节腔内注射透明质酸钠等药物，以减轻膝关节疼挛，改善膝关节功能。

【膝关节自我保健指导】

1.减轻膝关节的负荷　日常生活中患者应做到：

（1）避免手提或背负重物。

（2）避免长时间跑、跳、蹲，同时减少或避免爬楼梯、爬山，如厕时使用坐便器。

（3）体重超标者应当实施减重计划。

2.适当的运动　适当进行非负重膝关节屈伸运动。嘱患者养成良好的生活习惯，进行适当的运动可消耗热量，减少脂肪的堆积，增强体质，并能减轻膝关节的负重，有助于患肢的康复。

运动治疗膝骨关节炎都有哪些方法?

　　运动治疗应作为膝骨关节炎的一线治疗方法，不受年龄和疾病严重程度的限制，因运动治疗可提高肌肉力量和膝关节的稳定性。多项研究显示：运动治疗可减轻膝骨关节炎及退变性半月板撕裂患者的疼痛，改善躯体功能，提高老年人行走的速度、时间和总距离，并改善平衡及降低跌倒风险。

　　对于运动治疗引起的不良事件，膝骨关节炎患者应减少不必要的担心和焦虑。运动治疗最常见的副作用是肌肉骨骼疼痛，不良事件偶尔需要干预，但无须中止运动治疗。躯体活动和运动是预防和治疗多种慢性病的基石，可为膝骨关节炎患者减少合并症的风险和影响。一般来说，运动治疗相对安全，但也应确定有无禁忌证，迄今未发现运动治疗导致严重不良事件的证据。

　　对于运动治疗的方案，专家认为应根据患者偏好和可行性提供，运动类型分为有氧锻炼、肌力锻炼、关节活动度锻炼等。这些运动可减轻慢性肌肉骨骼疼痛患者的疼痛，并改善躯体功能及膝关节功能。

　　（1）有氧锻炼为全身大肌群均参与的耐力运动，患者可酌情选择游泳、快走等方式，但不宜进行登山、爬楼梯等过度负重的运动。

（2）肌力锻炼为下肢肌群的力量练习，推荐以非负重肌力锻炼为主，可进行股四头肌多角度收缩练习，使整个活动度内肌群均得到增强；也可仰卧位进行直腿抬高运动。

（3）膝骨关节炎患者的活动度锻炼分为主动锻炼和被动锻炼。主动锻炼指患者不借助任何外力，依靠自己肌力进行膝关节屈伸锻炼。而关节周围肌肉因损伤或炎症等无法主动锻炼者，可在旁人辅助下进行屈伸锻炼，称之为被动锻炼。若应用得当，主动或被动锻炼均可避免关节粘连或挛缩。必要时，可进行增加活动度的拉伸运动。

膝骨关节炎患者应该每周锻炼几次呢？

对于运动的频次，推荐膝骨关节炎患者每周定期锻炼 2 ~ 3 次，逐渐养成规律运动的习惯。运动强度应与患者耐受程度一致，患者掌握运动要领并逐渐适应后，运动强度可进一步加强。

推荐患者进行小组锻炼。建议在起始阶段，患者最好在 3 个月内至少锻炼 12 次，以掌握技巧并保证依从性，之后逐渐将频率提高并保持在每周 2 ~ 3 次。初期，患者通常难以正确进行锻炼或缺乏依从性，建议在医生指导下锻炼。后期，患者若对锻炼计划有信心，可遵守治疗方案且锻炼时动作规范；若不便到医疗场所进行锻炼，则可居家锻炼。

膝骨关节炎患者的西药治疗都有哪些类别？

骨科医生会根据膝骨关节炎患者病变的部位及病变程度，内外结合，进行个体化、阶梯化的药物治疗。

【非甾体类抗炎药物】

非甾体类抗炎药物（包括非选择性和选择性 COX-2 抑制剂）是膝骨关节炎患者缓解疼痛、改善关节功能最常用的药物，包括局部外用药物和全身应用药物。

1.局部外用药物　患者在使用口服药物前，建议先选择局部外用药物，尤其是老年患者，可使用各种非甾体类抗炎药物的凝胶贴膏、乳胶剂等，如氟比洛芬凝胶贴膏。局部外用药物可迅速、有效缓解关节的轻、中度疼痛，其胃肠道不良反应轻微，但需注意局部皮肤不良反应的发生。对中、重度疼痛可联合使用局部外用药物与口服非甾体类抗炎药物。

2.全身应用药物　根据给药途径可分为口服药物、针剂及栓剂，最为常用是口服药物。患者用药原则：①用药前进行危险因素评估，关注潜在内科疾病风险。②根据患者个体情况，剂量个体化。③尽量使用最低有效剂量，避免过量用药，以及同类药物重复或叠加使用。④用药 3 个月后，根据病情选择相应的实验室检查，监测持续用药后的肝、肾功能情况，避免肝、肾功能的损害。

注意事项： 口服非甾体类抗炎药物的疗效与不良反应对于不同患者并不完全相同，应详细阅读药物说明书并评估服用非甾体类抗炎药物的风险，对上消化道、脑、肾、心血管等进行疾病风险评估后选择性用药。如果患者上消化道不良反应的危险性较高，可使用选择性 COX-2 抑制剂。如使用非选择性 COX-2 抑制剂，应同时加用 H 受体拮抗剂、质子泵抑制剂或米索前列醇等胃黏膜保护剂；如果患者发生心血管疾病的危险性较高，应慎用非甾体类抗炎药物。同时口服两种不同的非甾体类抗炎药物，不但不会增加疗效，反而会增加不良反应的发生率。

【镇痛药物】

对非甾体类抗炎药物治疗无效或不耐受者，可使用吗啡类镇痛剂、对乙酰氨基酚与阿片类药物的复方制剂。但需强调的是，阿片类药物的不良反应和成瘾性发生率相对较高，建议谨慎采用。

【关节腔注射药物】

关节腔注射药物可有效缓解疼痛，改善关节功能。但该方法是侵入性治疗，可能会增加感染的风险，必须严格无菌操作及规范操作。

1. 糖皮质激素　起效迅速，短期缓解疼痛效果显著，但反复多次应用激素会对关节软骨产生不良影响，建议每年应用 2 ~ 3 次，注射间隔时间不应少于 4 个月。

2. 透明质酸钠　可改善关节功能，缓解疼痛，安全性较高，可减少镇痛药物用量，对早、中期膝骨关节炎患者效果更为明显。但其在软骨保护和延缓疾病进程中的作用尚存争议，建议根据患者个体情况应用。

3. 医用几丁糖　可以促进软骨细胞外基质的合成，降低炎症反应，调节软骨细胞代谢；具有黏弹性，缓吸收性，可作为关节液的补充成分，减缓关节炎进展，减轻关节疼痛，改善功能，适用于早、中期膝骨关节炎患者，每个疗程注射 2~3 次，每年 1 ~ 2 个疗程。

4. 生长因子和富血小板血浆　可改善局部炎症反应，并可参与关节内组织修复及再生；但目前对于其作用机制及长期疗效尚需进一步研究。临床上对有症状的膝骨关节炎患者可选择性使用。

【缓解膝骨关节炎症状的慢作用药物】

该类药物包括双醋瑞因、氨基葡萄糖等。有研究认为这些药物有缓解疼痛症状、改善关节功能、延缓病程进展的作用，但也有研究认为其并不能延缓疾病进展。目前，该类药物对膝骨关节炎的临床疗效尚存争议，对有症状的膝骨关节炎患者可选择性使用。

【抗焦虑药物】

抗焦虑药物可应用于长期持续疼痛的膝骨关节炎患者，尤其是对非甾体类抗炎药物不敏感的患者，可在短期内达到缓解疼痛、改善关节功能的目的。但应用时需注意药物不良反应，包括口干、胃肠道反应等。目前，尚需进一步的远期随访研究，以证明其在膝骨关节炎治疗中的作用，建议在专科医生指导下使用。

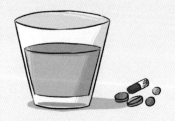

55 止痛药对膝骨关节炎患者有没有副作用呢？

　　生病了就吃药，几乎是大家下意识的选择。而多数膝骨关节炎患者也不例外，疼了就会下意识地服用止痛药，但"是药三分毒"，口服止痛药虽然能暂时缓解疼痛，也会带来一定的副作用，所以临床上不建议膝骨关节炎患者长期服用止痛药。

【长期使用消炎止痛药对身体的损伤】

　　1. 胃肠道损伤　部分患者可出现腹部不适、隐痛、恶心、呕吐、饱胀、嗳气、食欲减退等消化不良症状。部分长期服用患者可能会出现严重的并发症，如胃出血或穿孔等。

　　2. 神经系统损伤　部分患者可出现头痛、头晕、耳鸣、耳聋、弱视、嗜睡、失眠、感觉异常、麻木等，偶见多动、兴奋、幻觉、震颤等。

　　3. 血液系统损伤　部分患者可引起粒细胞减少、再生障碍性贫血、凝血障碍等。

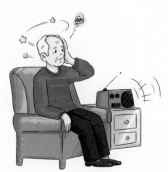

　　4. 过敏反应　特异体质者

出现皮疹、血管神经性水肿、哮喘等过敏反应。

【过度依赖止痛药对病情的影响】

"止痛≠病好了"，通过止痛药抑制了表面的疼痛，很可能会给患者造成一种"病好了"的假象，掩盖了疾病发展的事实。膝骨关节炎是以软骨退变为核心的慢性进展性骨病，只有修复软骨，干预膝关节退变进程，才能从根本上阻断病情的发展。止痛药犹如饮鸩止渴，虽能缓解急性疼痛，却不能修复已经退变的关节软骨，无法阻断关节退变进程。故其常常近期效果尚可，长期效果不理想且易复发。因为患者不疼了而忽略日常对患肢的防护，盲目加大患肢的活动，会加速关节的磨损和退变，将膝关节疾病推向一个更坏的结局，延误治疗时机。

因此，呼吁广大膝骨关节炎患者，积极前往专业、正规的医院就诊，在精准检查的基础上，进行针对性保护膝关节，从根源阻断病情的发展，避免残疾。如有用药需求，请在专业医师的指导下，科学使用。

56 膝骨关节炎的手术治疗都有哪些方法?

得了膝骨关节炎，运动疗法及保守治疗是首选方法，但当这些治疗无效，疼痛影响正常生活时，手术则是最好的选择，能够消除疼痛、改善关节功能、提高生活质量。那么当保守治疗无效，不得不选择手术治疗时，膝骨关节炎的常见手术有哪些呢？

膝骨关节炎的外科手术治疗包括关节软骨修复术、关节镜下清理术、截骨术、关节融合术及膝关节置换手术，适用于非手术治疗无效、影响正常生活的患者。手术的目的是减轻或消除患者疼痛症状、改善关节功能和矫正畸形。

【关节软骨修复术】

采用组织工程及外科手段修复关节表面损伤的透明软骨，包括自体骨软骨移植、软骨细胞移植和微骨折等技术。主要适用于年轻、活动量大、单处小面积负重区软骨缺损的患者，对退行性关节炎的老年患者、多处损伤、激素引起坏死等效果较差。

【关节镜下清理术】

关节镜兼具诊断和治疗的作用，对伴有机械症状的膝骨关节炎治疗效果较好，如存在游离体、半月板撕裂移位、髌骨轨迹不良、滑膜病变、软骨面不适合等，通过关节镜下摘除游离体、清理半月板碎片及增生的滑膜等，能减轻部分早、中期膝骨关节炎患者症状，但有研究认为，其远期疗效与保守治疗相当。对伴有机械症状但关节间隙狭窄较明显的患者，关节镜手术的益处可能有限。

【 截骨术 】

截骨术多用于膝骨关节炎，能最大限度地保留关节，通过改变力线来改变关节的接触面。该方法适合中青年活动量大、力线不佳的单间室病变，膝关节屈曲超过 90 度、无固定屈曲挛缩畸形、无关节不稳及半脱位、无下肢动静脉严重病变的患者。膝关节截骨术包括：

1. 胫骨近端截骨术　多用于合并股胫关节内翻较轻，胫骨平台塌陷 < 0.5 厘米，髌股关节基本正常的患者，截骨后易愈合，患者术后主观和客观临床结果评分均明显改善。

2. 股骨远端截骨术　主要用于矫正膝外翻畸形合并膝关节外侧间室膝骨关节炎的患者。适用于股胫外翻较轻，关节线倾斜不重，胫骨外侧平台塌陷 < 0.5 厘米。

3. 腓骨近端截骨术　是近年来新兴起的技术，术后近期能缓解膝关节疼痛，适用于内翻角 < 100 度的内侧间室退行性膝骨关节炎患者，短期随访有大幅度改善，远期疗效有待

高级别的循证医学证据支持。选择开放截骨与闭合截骨要根据肢体长度、韧带肌腱止点是否受干扰、骨折是否愈合等因素进行选择。

【关节融合术】

实施关节融合术后会造成关节功能障碍，现已不作为膝骨关节炎的常规治疗手段。但对于严重的慢性踝关节、指或趾间关节骨关节炎且非手术治疗无效者，融合术效果较好，成功率较高。

【膝关节置换手术】

此术是终末期膝骨关节炎成熟且有效的治疗方法，应用日益广泛。

1. 全膝关节置换手术　适用于严重的膝关节多间室骨关节炎，尤其伴有各种畸形时其远期疗效确切。

2. 单髁置换手术　适用于力线改变 5 ~ 10 度、韧带完整、

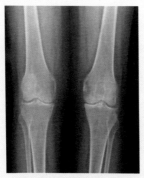

双膝单髁置换手术
术前正位 X 线片

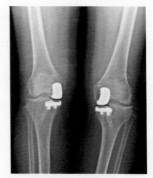

双膝单髁置换手术
术后正位 X 线片

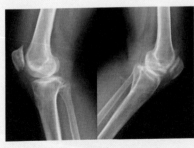 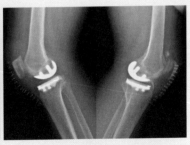

双膝单髁置换手术
术前双膝关节侧位 X 线片

双膝单髁置换手术
术后双膝关节侧位 X 线片

屈曲挛缩不超过 15 度的膝关节单间室骨关节炎患者。患者单髁置换手术后 15 年假体生存率为 68%～71%。全膝关节置换手术与单髁置换手术后平均膝关节日常生活功能的短期随访结果相似，且均较截骨术有更好的运动和生存率优势。

3.髌股关节置换手术　主要适用于单纯髌股关节骨关节炎患者。

对于膝骨关节炎患者而言，当病情进展到需要手术治疗时，患者应找到专业的医生协助评估并选择最适合的手术方式。作为有效的终极治疗方法，手术并不是悲观的最终选择，而是积极的主动干预。而如何选择合适的手术方式，则需要医生充分评估疾病程度，并结合患者的身体状况和需求，进行个体化的手术方案设计，最终才能达到满意的效果。

膝关节置换手术会有哪些风险呢？

　　所有外科手术都有一定风险。外科医生将在患者需要进行手术前告知患者手术的相关风险。患者必须充分了解手术的风险和益处。手术风险因手术和患者而异。对于膝关节置换手术，并发症发生比例约为 1/20，但大多数是轻微的并且可以成功治疗的。并发症发生的风险取决于许多因素，包括患者的年龄和一般健康状况。膝关节置换手术的一般风险包括深静脉血栓形成和肺栓塞、伤口和骨愈合延迟、出血、感染和麻醉并发症。

58 膝骨关节炎患者关节痛时可以打封闭针吗?

打封闭针确实可以快速缓解关节痛,但并不是所有关节痛都适用。在使用封闭针之前,患者应该了解封闭疗法的适应证和注意事项。

封闭针一般是指局部封闭治疗,为一种临床常用的治疗方法,就是将不同药物(麻醉药、类固醇皮质激素等)注射到疼痛发生的局部组织中,以缓解人体局部区域的疼痛。膝骨关节炎引起的关节痛可以用封闭针改善,但不建议盲目或过于频繁地使用,因为封闭针对人体的不良影响不容忽视。目前,临床上对于只接受一次封闭针治疗的镇痛效果没有统一的答案,接受治疗的效果主要是依据每个患者的身体状况而定。关节疼痛程度的差异、人体的耐药性、代谢能力等因素都会影响到封闭针止痛的有效时间。

知识点

封闭针治疗主要用于:①慢性劳损性问题,如肩周炎、腰椎韧带劳损、网球肘等。②退行性问题,如骨关节炎、腰椎间盘突出。③狭窄性腱鞘炎,蹈长伸肌常见腱鞘炎等。④急性创伤性问题,如急性腰扭伤、创伤性滑膜炎等。

使用封闭针治疗，要严格控制封闭针的注射量和注射次数，不能太频繁，注射剂量也不能太多；四肢闭合时，如有血肿，应加压防止血肿进一步扩大。颈椎、腰椎等重要部位给予封闭针后，要密切观察下肢各种情况，如有异常情况及时通知医生。

59 关节腔注射激素会引起骨质疏松吗?

膝骨关节炎患者在专业医生指导下进行关节腔注射激素治疗一般不会引起骨质疏松。

糖皮质激素是关节腔注射常用的一类激素,可抗炎,缓解疼痛与关节活动痛,减轻肿胀,并减少渗出与白细胞浸润,同时能改善局部血液循环,促进炎性物质的吸收,减轻滑膜、关节囊的充血水肿,松弛痉挛或挛缩的肌肉,也可减轻炎症引起的瘢痕和粘连。临床可用于骨关节炎疼痛、肿瘤骨转移疼痛、急性痛风性关节炎疼痛,或作为联合用药的一部分用于神经或骨受侵犯时疼痛危象的急诊处理。糖皮质激素类如地塞米松、泼尼松、倍氯米松等,长期使用这类药物会促进蛋白质的分解,导致肠钙吸收降低,血清甲状腺激素升高,抑制成骨细胞活性,引起骨质疏松。通常在使用激素数周后就开始出现骨量流失,即使是生理剂量的糖皮质激素连续使用 1 年后也导致使骨质疏松的发生率为 30% ~ 50%。因此,应避免长期大量使用糖皮质激素类药物。

局部应用糖皮质激素对骨质疏松的影响比全身用药小,关节腔注射激素属于局部应用,而且在专业医生的指导下治疗会控制在较为安全的计量,所以不需要太担心因为使用关节腔注射激素而导致骨质疏松的问题。

60 关节腔注射激素的间隔时间是多久？

关节腔反复注射糖皮质激素可加速骨丢失，加重软骨变性和退变，增加感染风险，并可发生类固醇晶体性关节炎。所以建议同一关节不宜反复注射，注射间隔时间为 4~6 个月，每年应用最多不超过 3 次，可连续注射 2 年。

需要注意的是，对于即将接受关节置换手术的患者，手术前 3 个月不建议进行该关节的关节腔注射，因为糖皮质激素可能会增加手术过程中或术后该关节的感染风险。

膝关节"润滑油"的作用有哪些?

患者因关节疼痛等不适,去医院就诊后医生建议"打个玻璃酸钠"的时候,患者大多会有疑问:"玻璃酸钠是什么呀?"骨科医生会通俗地回答患者:"人体的膝关节就像机械轴承,老化了没油了,需要加点润滑油就能继续活动了。往你关节里加润滑油,你的疼痛就会缓解。"那么玻璃酸钠真的就是"油"吗?

玻璃酸钠又名透明质酸钠,它是关节滑液的主要成分,也是软骨基质的成分之一,在关节腔内起润滑作用,可保护关节软骨,改善关节挛缩等。玻璃酸钠,本质上是一种高分子量的多糖,最常见于眼睛的玻璃体、关节腔里的滑液、滑膜、软骨等,它就像润滑油一样,分布在这些部位,保护我们组织的顺滑和物质代谢交换。当我们体内缺少这些物质时,我们可以通过人体自身分泌(内源性)和外界补充(外源性)来满足这种需要。所以在关节腔内这些"油"减少后,人为地增加它其实是一种生理性需求,这也就回答了好多患者经常问的:玻璃酸钠到底有没有用?

玻璃酸钠到底有哪些作用呢?仅仅就是在关节腔里发挥"油"一样的润滑作用吗?

【"润滑油"作用】

玻璃酸钠发挥类似润滑油的润滑功能，在我们正常行走或关节运动时，可减少组织间的摩擦，保护关节面，避免引起物理刺激损伤。

【"橡皮泥"作用】

在关节处于高撞击频率或负重时，由于关节间隙变小，玻璃酸钠受到压缩，由黏性转换为弹性，类似"橡皮泥"，缓冲应力对关节的撞击，从而保护关节。

【"营养液"作用】

玻璃酸钠包裹着整个关节面，含有一些营养物质成分，有效地保护浸泡在它里面的软骨细胞、软骨及半月板。

【"药物"作用】

关节间隙里充满着玻璃酸钠，形成的内环境有效地阻断外界的细菌或体内的炎症介质，同时玻璃酸钠会起到抗炎和镇痛效果。所以说，当你的关节出现问题时，补充玻璃酸钠会收到很好的效果。

营养软骨的保护剂治疗膝骨关节炎的效果如何？

相信膝骨关节炎患者对软骨保护剂不陌生，在骨科门诊中经常会碰到患者要求医生为其提供此类药剂。那么，到底什么是软骨保护剂？它真的可以改善患者的软骨状态，恢复关节的正常生化环境，使已被磨损破坏的关节软骨得以修复吗？

其实，没有所谓的"软骨保护剂"。膝骨关节炎是滑液关节的一种与年龄有关的全关节退变性疾病，是全身老化在关节的局部表现。目前，治疗膝骨关节炎的手段包括非药物治疗、药物治疗及手术治疗。药物治疗，除止痛药以外，另一大类药物就是糖胺聚糖类药物，包括玻璃酸钠、氨基葡萄糖、硫酸软骨素这三种知名度很高的药物。其中，氨基葡萄糖和硫酸软骨素曾经被称为软骨保护剂，在民间流传甚广，人们希望用这类药物来保护甚至修复磨损的软骨。事实上，简单地把糖胺聚糖类药物中的氨基葡萄糖和硫酸软骨素这两种药物统称为"软骨保护剂"是非常不科学的。

氨基葡萄糖在补充关节软骨营养、修复软骨关节方面的应用已经有几十年的历史了，但是对于氨基葡萄糖是否修复软骨、改善骨关节炎方面的争议却一直没有停止，到现在也没有明确的结论能指明氨基葡萄糖是否有控制骨关节的炎性反应，修复关节软骨的功效。而我国 2018 年版的《骨关节炎诊疗指南》中则将氨基葡萄糖作为缓解症状的慢作用药物来分类，并且指出目前该类药物的临床疗效尚存争议。此外，它的治疗效果堪忧，还没有证据表明，含有氨基葡萄糖和硫酸软骨素的保健品对膝骨关节炎有明显治疗作用。膝骨关节炎的发生、发展是许多因素共同作用的结果，疾病的复杂性和糖胺聚糖的多样性，都决定了对治疗药物的评价是一个漫长而且代价昂贵的探索过程。

因此，在治疗膝骨关节炎的过程中，患者不要一味追求使用所谓的"软骨保护剂"，更不可以用保健品来替代药品，而应严格遵守医嘱，合理用药，以缓解症状，保护关节软骨。

63 富血小板血浆治疗膝骨关节炎的效果如何?

近 20 年来，特别是在欧美国家，富血小板血浆已被广泛应用于临床多个学科。在膝骨关节炎的临床治疗实践中，富血小板血浆的基本原理是利用血小板中富含的生长因子来促进软骨再生；在作用于软骨细胞时，生长因子能促进基质合成，促进细胞生长和迁移，促进蛋白质转录。血小板衍生因子直接在软骨病变部位的超生理释放，可能刺激天然再生信号级联，通过进一步介导抗炎反应而促进组织愈合。同时，富血小板血浆还可影响局部细胞和炎性浸润的细胞，主要包括滑膜细胞、内皮细胞、参与天然免疫的细胞（如巨噬细胞）、软骨和骨细胞。另外，富血小板血浆可以影响炎症和血管生成过程，以及软骨形成中的合成代谢和分解代谢平衡，并在疾病发展过程中改变现有的微环境，从而达到软骨再生、改善关节内微环境和抑制炎症的多重功效，已成为再生医学治疗早、中期膝骨关节炎的重要手段之一。

简单来说，富血小板血浆治疗是抽取患者自身的少量血液，并非化学药物，无疾病传染风险和免疫排斥反应，通过体外离心的方式，分离和浓缩血液中有用的成分——血小板、

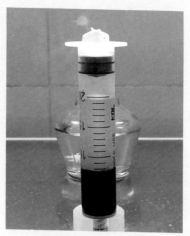

离心之后的人体血液

纤维蛋白和白细胞，再注射到患者病患处。富血小板血浆在患处释放生长因子，刺激软骨和软组织再生，缓解病痛，恢复功能。富血小板血浆一旦注入患处，就以惊人的速度激活肌体的自我修复，4 小时内释放生长因子达到峰值，历经凝血、消炎、增殖、修复、重塑，能缓解病痛，治愈患者，单次注射修复作用持续时间最长达 6 个月。

　　富血小板血浆治疗膝骨关节炎的优点：①操作相对简单、安全，损伤小、耗时短，相对无排异反应等并发症。②严格无菌操作，更安全。③富血小板血浆中含有大量的白细胞和单核细胞，可清除局部病原体和局部坏死组织，能大大增强局部抗感染能力。④富血小板血浆治疗能显著改善患者的关节活动度，相比于传统的药物治疗远期获益更好。

知识点

富血小板血浆是自体外周血离心而得到以血小板和白细胞为主的血浆。大量研究发现，血小板富含大量生长因子，在人体自我愈合和修复过程中有着重要的作用，它是人体的"再生药"，可以促进和加速组织修复。

富血小板血浆是通过从患者身上抽取一定的静脉血，经过专用体外富血小板血浆制备设备进行离心、分离后获取的血小板浓缩液，其富含 30 种以上的生长因子、干细胞和白细胞，注射到患者伤患部位，具有抗炎、止血、减轻免疫反应，以及加快局部血管、软骨、肌腱、骨骼等再生和促进伤口愈合等功效。

64 自体脂肪来源血管基质组分注射疗法对膝关节疼痛有效吗?

自体脂肪来源血管基质组分具有强大的自我更新、增殖能力及分化潜能,可替代坏死细胞,可通过旁分泌和自分泌合成多种生物活性因子,激活细胞及血管再生途径,对软骨起到营养作用。

> **知识点**
>
> 自体脂肪来源血管基质组分是人体脂肪中存在的成分,是从自体抽取的脂肪组织通过消化、离心、提取的有效成分,含有多种细胞因子混合物及众多生长因子、高浓度富血小板血浆和透明质酸钠等有效物质。

自体脂肪来源血管基质组分还具有归巢作用,在体内微环境的作用下能主动迁移至软骨缺血或受损部位进行修复重建,同时还能起到免疫抑制和抗炎作用。由于自体脂肪来源血管基质组分来源于使用者自己的脂肪组织,不含有外源性基因,不存在排异反应,因此安全性很高。接受自体脂肪来源血管基质组分注射治疗 4~12 周,患者膝关节的疼痛程度持续缓解,患者的膝关节运动幅度增加和行走距离有不同程度的改善。对 70 岁以上的患者,疼痛改善率仍然很高。

自体脂肪来源血管基质组分注射疗法是根本性治疗方法,

激活人体自然治愈过程，参与损伤组织的再生过程。自体脂肪来源血管基质组分注射疗法技术具备低风险、低痛苦、高疗效，即"两低一高"的特点。膝关节疾病虽然非常恼人，但自体脂肪来源血管基质组分注射疗法的应用，使得它的治疗变得简单很多，同时可获得非常理想的治疗效果。

65 影响生活但可以忍受的膝关节疼痛一定要吃止痛药吗？

　　膝骨关节炎患者，特别是中、重度阶段，通常都伴有明显的膝关节疼痛，很多患者错误地认为止痛药物只是起到镇痛作用，因此拒绝使用。常用的止痛药物有非甾体类抗炎药物和镇痛药物，前者是通过抑制炎症介质的释放等达到止痛目的，后者是通过阻断疼痛感受的通路获得止痛效果。膝骨关节炎本身是一种由于软骨退行性变导致的关节炎症反应，使用非甾体类药物，可以有效地抑制关节内的炎症反应，减少关节腔内组织及关节周围韧带、肌肉等由于炎症刺激引起的不可逆性损伤，以减轻患者的疼痛感。因此，对于大多数患者，如无禁忌的话，建议在医生的指导下规范使用止痛药治疗膝骨关节炎。

66 膝骨关节炎做关节镜手术有用吗？

关节镜手术是骨科微创技术的典型代表，近十几年来在我国逐渐普及，治疗损伤小、伤口较美观、功能恢复快等优点已经被广大普通百姓知晓和接受。膝骨关节炎是关节软骨退变为开始的一系列改变，想通过一个方法来解决它的所有改变是不现实也不可能的，每一个疾病都有很多治疗方法，每一个方法都不能够包治百病。对于膝骨关节炎而言，阶梯疗法应该是得到大家公认的，关节镜手术治疗必须严格掌握适应证。我们来了解下膝骨关节炎患者在什么情况下适合做关节镜手术。首要是应该选择临床症状较重、软骨磨损局限的患者，这样的患者关节镜下刨削清理是有效的。

膝骨关节炎出现下列情况也适合关节镜手术：

1. 出现膝关节游离体，经常交锁　反复的交锁会严重影响患者的工作和生活，及时的关节镜下取出游离体会避免膝关节软骨的更严重磨损。即使对于那些严重的膝骨关节炎合并有游离体反复交锁的老年患者，本来已经有了人工膝关节置换手术的绝对适应证，但患者不愿或不能进行人工膝关节置换，这种时候关节镜下取出游离体也是可取的，起码能够缓解症状，改善部分功能。

2. 发生半月板交锁　半月板交锁与游离体交锁有相同之处也有差别，半月板交锁后解锁相对较为困难，只要不能解锁，膝关节就经常处于屈曲状态，行走困难。因此，及时的关节镜下半月板切除解锁是必需的，而且是有效的。

3. 有影响功能的骨赘　骨赘是膝骨关节炎的主要表现之一，绝大部分的骨赘并不需要处理，有些骨赘会影响膝关节的功能。例如，髁间窝增生的骨赘经常会影响膝关节的伸直，关节镜下打磨增生骨赘就能解决。

4. 合并腘窝囊肿　腘窝囊肿的原因尽管很多，但以膝骨关节炎合并者为多，较大的腘窝囊肿会加重膝关节的不适，也会影响其功能，关节镜下对膝骨关节炎清理的同时，可以同时微创快速切除后方的囊肿，一举多得，患者更愿意接受，效果也更好。

功能锻炼是膝骨关节炎的重要保守治疗手段，也是膝骨关节炎手术后的康复方法，必须强调：

忽视术后的康复，关节镜下治疗膝骨关节炎是没有效果的！

67 膝骨关节炎发展到最后必须做膝关节置换手术吗？

关节置换手术自 20 世纪 60 年代广泛应用于临床以来，已成为治疗人类关节毁损最成功、最有效的外科手术。其中，髋膝关节置换最为常见，每年全球需要手术的患者超过 200 万人。人工关节置换手术在缓解关节疼痛、矫正关节畸形和恢复关节功能方面明显优于其他手术或非手术治疗手段，且使用寿命也提高到接近 20 年（90% 存活率），为众多中老年膝骨关节炎晚期患者提供了相对可靠持久的疗效。但很多朋友对这种治疗方法还是有很多的误解，如膝骨关节炎一定要做膝关节置换手术，人工关节越早做越好，换了关节就算病治好了，等等。

目前临床上膝骨关节炎的治疗以综合治疗为主，包括药物治疗、注射治疗及手术治疗等。一般来说，如果能对早期就诊断出的膝骨关节炎进行针对性的治疗，那是能够将病情控制在一个比较稳定的状态，延缓疾病进展的。这类患者一般不会出现关节的严重破坏，当然也就不需要进行关节置换。但如果本身疾病发现得比较晚，又没有进行系统性、针对性的治疗，关节软骨磨损、骨赘形成、关节畸形，导致疼痛及活动障碍的膝骨关节炎患者，就需要进行人工关节置换手术。

人工关节置换手术是治疗关节终末期疾病的金标准。人工关节置换手术能够通过切除患者易损坏关节软骨，提高患侧肢体功能，在减轻患肢疼痛方面效果显著。因为膝骨关节炎是一种慢性病，很多患者因长期遭受病痛的折磨，就会觉得人工关节置换手术是一种缓解疾病的好方法，越早做越少受罪。但实际上，在临床中一般的退行性膝骨关节炎患者，关节置换手术不主张在 55 岁以下的中青年患者中施行，除非患者因外伤或特殊疾病导致关节损坏严重。膝骨关节炎还是要以早发现、早确诊、综合性治疗为主。

68 得了膝骨关节炎有必要输液吗?

　　一般不需要。现在主流观点认为膝骨关节炎是一种无菌性的炎症，它是因为关节的退变造成的。实际上，如果对患者采取输液治疗，其药物有效的成分也就是镇痛、消肿、抗炎，和我们经常所说的抗生素完全是两个概念。抗生素对于膝骨关节炎的治疗，并不对症。当然，有一些膝骨关节炎患者，关节内合并了感染。患者可能在不明病因的情况下，输注了一些抗生素，产生了一些效果便认为抗生素有效，但是输液不作为一种膝骨关节炎的常规治疗手段。

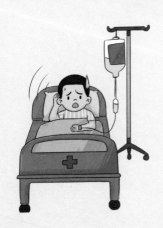

膝骨关节炎患者去掉骨刺病就好了吗?

关节周缘长出骨刺（骨赘）是膝骨关节炎的一大特征，也就是骨质增生。关节周缘增生的骨刺如果对软骨下骨、骨膜、滑膜、韧带及关节囊等部位造成伤害性刺激，就会引发疼痛。但是，膝骨关节炎之所以产生疼痛，却并非只有这一种原因。膝骨关节炎引起疼痛的原因还包括软骨磨损脱落，软骨下骨的直接碰撞或摩擦。所以，即使可以将增生的骨刺去除掉，也不能完全解决膝骨关节炎患者疼痛的问题，更何况骨刺一般并不需要去除掉。实际上，膝骨关节炎患者的骨质增生是机体的一种自我修复行为。

膝骨关节炎以软骨退变为起点，在增龄、超重、创伤、劳损、感染、受凉等多种因素加持下，软骨发生损伤，进而引发关节周缘骨质增生及滑膜炎症。当软骨损伤到一定程度，关节的平衡状态被打破，这时候机体为了恢复关节的平衡，才会在关节周缘长出骨刺。因此，骨质增生并不是一种疾病，而是机体的一种代偿性反应，骨刺本身也不会产生疼痛，只有当压迫到周围组织时才会产生疼痛。

在膝骨关节炎的治疗方法中，通常没有去除骨刺这种疗法，当然也不是所有的骨刺都不用理会，妨碍关节活动的骨刺，游离性的骨刺，位于髁间窝引起撞击症状的骨刺，引起内侧韧带直接刺激症状的骨刺，则可以考虑通过关节镜下清理术去除，当然，手术肯定会有不良反应的风险。

70 膝关节置换手术后患者能和正常人一样吗？

　　一般情况，大部分的患者在进行膝关节置换手术后，经过一段时间的休养，是可以恢复功能的。在进行膝关节置换手术 24 小时后，患者可以借助拐杖下地行动；30 天之后，当患者感觉自己的腿部力量已经完全足够支撑身体后，就可以逐渐摆脱拐杖来自行行走。进行膝关节置换手术之前，患者的状态良好且身体条件比较不错；手术后，在遵循医嘱的情况下，坚持正确有效的康复训练。通常情况下，经过 3~6 个月的康复训练，可以恢复到术前状态，实现正常的行走和下蹲。事实上，因为这个过程涉及肌肉力量的锻炼，因此每个患者的具体恢复时间也存在一定的差异。

膝关节置换手术后有哪些需要注意的事项？

有些已经进行过关节置换手术，并且运动功能恢复良好的患者，就会有种错觉，认为反正现在的关节是金属的或者陶瓷的，肯定就更结实、更好用，再也不用担心关节炎的问题了。但实际上，人工关节置换手术本身就是骨科大手术，不可避免地存在着相应的风险。除了手术本身存在的风险外，术后还有几个需要注意的事项。

1. 要警惕感染的风险 人工关节假体周围感染是很危险也是很难处理的，会导致关节疼痛、关节功能障碍，需要再次甚至多次手术才能处理。因此，要尽可能地预防和避免感染。

2. 要注意防范外力 需要注意防止外伤、撞击、摔跤等，这些外力因素可能会导致假体周围骨折和假体松动。

3. 需要养护 虽然现在的人工关节材质已经比较耐磨了，但长期走路、运动仍然会有一定磨损。日积月累的磨损颗粒可能导致假体周围的骨溶解，因此，需要保养和爱护自己的人工关节，减少过度负重和磨损，比如经常爬楼梯、爬山、负重行走，并应适当地控制体重。

补钙对膝骨关节炎有帮助吗？

不少朋友会认为膝骨关节炎和缺钙、骨质疏松有直接关系，所以老年人更常见这些疾病。但其实目前并没有直接的研究证据表明，膝骨关节炎的发生和缺钙之间有直接的关系。膝骨关节炎和骨质疏松为两种独立疾病，补钙对膝骨关节炎帮助不大，而对骨质疏松有改善作用。单纯补钙可能对关节软骨帮助不大，即使并不缺钙的人，也有可能出现退变所导致的关节炎。所以补钙解决不了膝骨关节炎的问题。

膝骨关节炎属于一种退变性疾病，和年龄增长而出现的机体衰退是有直接关系的，所以膝骨关节炎患者绝大多数都是老年人。这些老年患者往往都伴随着原发性的骨质疏松，他们在患了膝骨关节炎之后，由于疼痛、腿部肌肉力量的下降、畸形，以及运动能力的下降，导致户外活动能力的下降。在这种情况下，身体骨骼缺乏应力的刺激，同时缺少阳光的照射，引起人体维生素 D 的转化不足，以及由于在日常饮食摄取上的一系列问题，又会继发性地引起身体骨钙的丢失。

原发性和继发性骨钙的丢失，最终就会引起不同程度的骨质疏松，由骨质疏松引起的症状如果进一步和膝骨关节炎引起的症状叠加累积，就会加重疾病的进展，导致患者运动能力进一步明显降低，继而引起骨钙的进一步丢失，从而引发恶性循环。

　　因此，在患了膝骨关节炎之后，除了要积极治疗之外，同时应该关注自身的骨钙情况。如果膝骨关节炎患者同时发现存在骨质疏松的情况，应及时进行饮食的调节、钙制剂的补充。

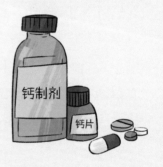

73 患了膝骨关节炎可以吃抗生素治疗吗？

一般不需要吃抗生素治疗。

抗生素是由微生物（包括细菌、真菌、放线菌属）或高等动植物在生活过程中所产生的具有抗病原体或其他活性的一类次级代谢产物，能干扰其他生活细胞发育功能的化学物质。抗生素是个大类，其分为专门针对细菌、专门针对病毒、专门针对真菌或者肿瘤的不同药物。

抗生素不直接针对炎症发挥作用，而是针对引起炎症的微生物起到杀灭作用。很多患者一听到"炎症""发炎"等字眼，会跟细菌感染联系在一起，认为使用抗生素可以治疗膝骨关节炎，其实不然。

医学里所说的炎症包括感染所造成的炎症（有菌感染）和无菌性炎症两种。有菌感染在用药时可用抗生素，无菌性炎症则可用非甾体类抗炎药，如芬必得、塞来昔布等，这类炎症一般指关节炎，比如膝骨关节炎、痛风性关节炎等。无菌性炎症是一种炎症反应，不是由细菌感染或者真菌感染导致。大部分中老年人的膝骨关节炎属于退变性，为无菌性炎症，只需要服用消炎镇痛药和一些营养软骨药就能缓解症状。

知识点

　　炎症是指机体对感染外来物质或其他原因所致损伤的一种应激反应，其外在表现会有特定部位的红、肿、热、痛，或全身反应如发热等各种不适。炎症可分为感染性炎症和非感染性炎症，其中，感染性炎症是由于致病微生物感染机体导致的炎症；非感染性炎症是由于抗原刺激、无创性外伤、自身免疫原因等非感染性因素导致的炎症。

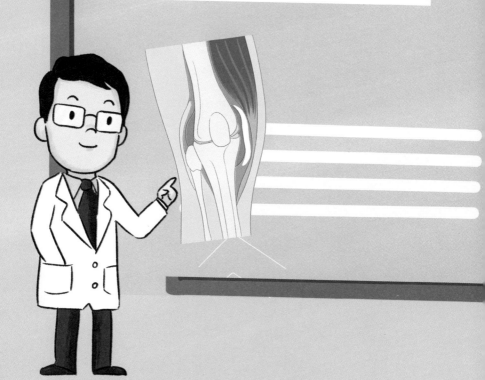

第9章　中医治疗膝骨关节炎有哪些方式?

74 治疗膝骨关节炎的口服中药都有哪些?

【中草药】

可根据膝骨关节炎临床分期、辨证分型选用经方及其化裁方，以及名家验方等对患者进行个体化治疗。

1.肾虚髓亏证　临床表现：膝关节隐隐作痛，时有酸软，活动不利；伴有头晕，耳鸣，耳聋，目眩；舌淡红、苔薄白，脉细。建议偏阴虚者选择左归丸（出自《景岳全书》）加减口服，偏阳虚者选择右归丸（出自《景岳全书》）加减口服。功效：滋补肝肾。加减：阴虚火旺者，去枸杞子、鹿角胶，加女贞子、麦冬；夜热骨蒸者，加地骨皮；小便不利者，加茯苓；大便燥结者，去菟丝子，加肉苁蓉；气虚者，加人参；虚寒显著者，可加用仙茅、肉苁蓉、淫羊藿、骨碎补。

2.阳虚寒凝证　临床表现：膝关节疼痛重着，屈伸不利，遇阴冷天气加重，昼轻夜重、遇寒痛增，得热稍减；舌淡、苔白，脉沉细缓。建议选择蠲痹汤（出自《医学心悟》）加减口服。功效：温经散寒、养血通脉。加减：风气胜者，加秦艽、防风；寒气胜者，加炮附片；湿气胜者，加防己、萆薢、薏苡仁；痛在上者，去独活，加荆芥；痛在下者，加牛膝；

兼有湿热者，去肉桂，加黄柏。

3.瘀血阻滞证　临床表现：膝关节刺痛、痛处固定，关节活动不利，面色晦暗；唇舌紫暗，脉沉或细涩。建议选择血府逐瘀汤（出自《医林改错》）加减口服。功效：活血化瘀、通络止痛。加减：瘀痛入络者，加全蝎、地龙、三棱、莪术；气机郁滞者，加川楝子、香附、青皮；血瘀经闭者，去桔梗，加香附、益母草、泽兰；胁下有痞块者，加丹参、郁金、土鳖虫、水蛭。

4.湿热痹阻证　临床表现：膝关节周围肌肉关节酸楚，重着无力，肌肤不仁或有肿痛，伴有身热不扬，皮肤瘙痒，咽痛，尿赤便干；舌质红、苔黄腻，脉滑数。建议选择四妙丸（出自《成方便读》）加减口服。功效：清热祛湿、通络止痛。加减：局部红肿者，加金银花、连翘；局部肿胀明显者，加茯苓、泽泻；局部屈伸不利者，加伸筋草；大便秘结者，加大黄、桃仁。

【中成药】

目前，临床治疗膝骨关节炎的中成药达 190 多种，作为中医药不可或缺的一部分，其服用较为简便，在治疗膝骨关节炎方面具有独特的优势。膝骨关节炎患者的临床症状复杂多变，根据中医证型选择适合的中成药来治疗是很重要的。临床上将常用中成药分为几大类，主要有活血止痛类、清热祛湿类、温经散寒类和滋补肝肾类等。

1. 活血止痛类中成药　治疗膝骨关节炎常用的活血止痛类中成药有痹祺胶囊、恒古骨伤愈合剂、活血止痛胶囊、盘龙七片和奇正消痛贴膏等。这类中成药主要由活血类与行气类中药配伍而成，具有补气活血、化瘀止痛等功效，主要针对膝骨关节炎瘀血阻滞证。此证表现为膝关节疼痛如刺，痛有定处，休息不减，关节活动不利，面色晦暗，舌质紫暗，或有瘀斑，脉沉涩。

2. 清热祛湿类中成药　治疗膝骨关节炎常用的清热祛湿类中成药有四妙丸、滑膜炎颗粒、湿热痹片、清痹颗粒等。这类中成药由清热除湿类与疏经止痛类中药配伍而成，具有清热除湿、疏经止痛等功效，主要针对膝骨关节炎湿热痹阻证。此证表现为关节肿胀疼痛，局部发热，口渴不欲饮，烦闷不安，舌质红、苔黄腻，脉濡数或滑数。

3. 温经散寒类中成药　治疗膝骨关节炎常用的温经散寒类中成药有独活寄生合剂、尪痹片、黑骨藤追风活络胶囊和复方南星止痛膏等。这类中成药由祛风寒类与温经活血类中药配伍而成，具有祛风除湿、温经通络等功效，主要针对膝骨关节炎阳虚寒凝证。此证表现为关节疼痛重着，遇阴冷天气加重，得温痛减，关节活动不利，腰身重痛，舌质淡、苔白腻，脉濡缓。

4. 滋补肝肾类中成药　治疗膝骨关节炎常用的滋补肝肾类中成药有金天格胶囊、金乌骨通胶囊、仙灵骨葆胶囊、壮骨关节胶囊、藤黄健骨片、抗骨增生胶囊等。这类中成药主要由补肝肾类与强筋骨类中药配伍而成，具有补益肝肾、强筋健骨等功效，主要针对膝骨关节炎肝肾亏虚证。此证表现为关节隐隐作痛，腰膝酸困无力，疼痛不适，劳累加重，舌质红、少苔，脉沉细无力。

75 治疗膝骨关节炎的中医外治法都有哪些?

中医外治法治疗膝骨关节炎主要是通过抑制炎症来达到缓解疼痛、消除肿胀的目的,从而改善膝关节活动度。

【中药外敷】

中药外敷疗法,是将药物研为细末,用各种不同的液体调制成糊状制剂,敷贴于所需的穴位或患部,以达到治疗疾病的一种方法。

【穴位贴敷】

穴位贴敷疗法,是以中医经络学说为理论依据,把药物研成细末,用水、醋、酒、鸡蛋清、蜂蜜、植物油、清凉油、药液等调成糊状,再贴敷于穴位或患处(阿是穴),用来治疗疾病的一种无创无痛疗法。本法是通过药物对穴位的刺激作用,疏通经络,调整人体脏腑功能,从而达到防病治病的目的。

【中药涂擦】

中药涂擦是将酒剂、膏剂、酊剂配合手法擦于患处,具有祛风除湿、活血止痛、通经活络的效果。

【中药熏洗】

中药熏洗，是集药疗、热疗于一体，利用药物煎汤在患处进行熏蒸、淋洗的治疗方法。此疗法是借助药力和热力，通过皮肤、黏膜作用于机体，促使腠理疏通、气血通畅，从而改善关节腔内的局部微循环，最终达到预防和治疗疾病的目的。

【定向透药】

定向透药需要借助定向透药仪进行治疗，该仪器应用中构建电场，施加定向推力，电场促使药物离子游走并在患处产生作用，在过热蒸汽作用下，患处毛细血管良好扩张，血液循环加速，药物活性成分经皮肤黏膜在患处产生药效，有效疏通经络和燥湿祛风，促进止痛，调节局部循环。

76 针灸对膝骨关节炎有效吗?

在众多保守疗法中,针灸作为中医药治疗传统优势手段,被视为较为有效的治疗方法之一。针灸治疗疼痛和膝关节功能障碍的患者很有效, 能够提高其生活质量。通过穴位选取,针灸手法,结合电针、拔罐疗法等,达到疏通经络、散寒除湿的目的。

通过针灸刺激穴位,可以抑制痛觉中枢,增强免疫功能,发挥镇痛效应。配合多种疗法,综合治疗,促进膝关节局部新陈代谢,达到活血化瘀、消肿止痛及扶正祛邪之功效。传统针灸具有舒筋活络及调理经脉的效果。

针灸治疗膝骨关节炎以辨证取穴为要,采用局部取穴和循经取穴相结合的方法,以扶正祛邪、调和阴阳、疏通经络。常用穴包括血海、内膝眼、外膝眼、委中、阳陵泉、阴陵泉、梁丘、足三里等,配穴可选用阿是穴及痛处所属经脉的络穴。

【针刺】

推荐膝骨关节炎患者全病程选择针刺疗法辨证施治。具体针刺疗法可分为毫针、温针、电针等,对缓解膝骨关节炎疼痛和改善关节功能具有积极作用。毫针疗法适用于膝骨关节炎之膝关节疼痛、晨僵、肿胀、功能受限者。温针疗法适用于寒湿痹阻证，症见关节疼痛重着，遇冷加剧，得温则减者。治疗前须评估患者状态，对处于饥饿、疲劳或紧张状态的患者勿予操作，以免晕针。

【艾灸】

对于缓解期、康复期的膝骨关节炎患者，推荐选择艾灸疗法辨证施治。艾灸集热疗、光疗、药物刺激与特定腧穴刺激于一体，能有效降低炎症灶血管通透性，改善血液流变学和血流动力学指标。临床运用可缓解膝关节疼痛、改善关节功能、提升患者生活质量，尤其适用于缓解肝肾亏虚证、气血虚弱证等膝骨关节炎患者关节隐痛、酸痛不适等症状。应注意避免不当操作所致的烫伤、感染等问题。瘢痕灸治疗过程中的皮肤局部轻微烧伤、瘢痕、化脓等属正常现象，操作前须告知患者。

77 推拿按摩对膝骨关节炎有效吗?

推拿按摩是以中医基础理论、经络学说为基础的具有疏通经络、调畅气血、理筋止痛作用的传统中医外治方法。现代医学认为,动力平衡在膝关节的正常功能活动中至关重要,生物力学的失衡是膝关节退变的主因,维持动力平衡的因素是软组织,包括肌肉、筋膜、肌腱、韧带、关节囊、关节软骨及半月板等,以上均属于中医"筋"的范畴,因此膝骨关节炎的治疗应以治筋为主。推拿按摩作为传统中医外治法的一种,对膝骨关节炎有较好的疗效,可以有效减轻疼痛,特别是在推拿按摩股四头肌和腘绳肌时,可以增加膝关节的运动范围。此外,推拿按摩治疗膝骨关节炎可增加关节间隙,改善微循环,降低膝关节内压力有助于延缓膝关节的软骨退变。当推拿按摩结合针灸及功能训练时,对减轻膝骨关节炎患者的病痛等也有显著的疗效。

膝骨关节炎的患者如果有条件,建议到医院推拿按摩。对于症状较轻的患者在家里也可以进行自我推拿按摩:用手掌半握拳叩击血海、梁丘及股直肌。叩击前膝关节呈伸直状态,同时脚尖背伸,见下图。

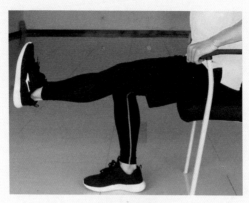

叩击前姿势

【叩击血海】

血海位于髌底内侧端上 2 寸，股内侧肌隆起处。血海具有理血调经、舒筋活血的功效。膝痛多为风寒湿邪入络，选择此穴可以起到行血活血、血行祛风的功效。找到穴位大致位置，用拳头叩击，每次叩击 30 秒，叩击 5 次。

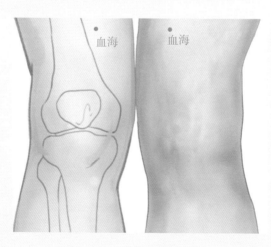

【叩击梁丘】

梁丘在大腿前外侧，髌底上 2 寸，股外侧肌与股直肌肌腱之间，属足阳明胃经，具有和胃理气、消肿定痛的功效。找到穴位大致位置，用拳头叩击，每次叩击 30 秒，叩击 5 次。

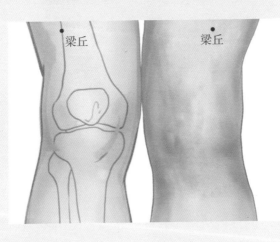

【叩击股直肌】

股直肌是大腿前面中部较浅的一块肌肉。它起自大腿根部外侧、髂骨前下方的髂前下棘和髋臼上缘，下方包绕膝前方的髌骨以后，借髌韧带止于胫骨上端前面的胫骨粗隆，有伸膝关节及屈大腿的作用。找到股直肌大致位置，用拳头沿肌肉走形叩击，每次叩击 30 秒，叩击 5 次。

78 臭氧水注射对膝骨关节炎有效吗？

臭氧水是医用臭氧气体治疗用途的延伸，具有抗炎，抗变态反应，杀灭细菌、微生物及真菌，免疫诱导，促进肉芽颗粒形成等作用。它们作为一种天然的制备物，被广泛应用于临床治疗，为临床提供了一种非常实用方便的廉价医疗手段，目前国内外用得最多的是疼痛科、烧烫伤科、皮肤科、外科等科室。

知识点

臭氧气体极难溶解于水中，在特定环境条件下水中保持一定合理浓度的臭氧气体就是臭氧水。臭氧水是由生理盐水，或蒸馏水，或纯净水和高浓度的臭氧气体(>60 毫克 / 升)溶解反应而产生的，组成成分是其他液体和臭氧气体，活性成分为臭氧气体分子及过氧化物。

临床上常用的臭氧水治疗膝骨关节炎疗法分为臭氧水穴位注射治疗和臭氧水关节腔冲洗治疗。

（1）臭氧水穴位注射治疗是以针灸理论为基础，将臭氧水注入穴位达到治疗疾病的目的，臭氧水注入穴位后可在经脉上产生一个组织液压波，从而刺激局部感受器，产生酸、麻、重、胀等得气感，并能持续一段时间，实际上产生了一种持续的"埋针""留针"效应。

（2）臭氧水关节腔冲洗治疗膝骨关节炎的机制在于能够促使局部臭氧浓度提升，起到抗炎作用，并有助于关节腔内组织碎屑的清除和环境的改善，其强氧化作用可对关节液内的炎性因子进行降解和破坏，在短时间内缓解疼痛，改善组织有氧代谢和血液循环，促进受损组织的修复，并可调控免疫功能。

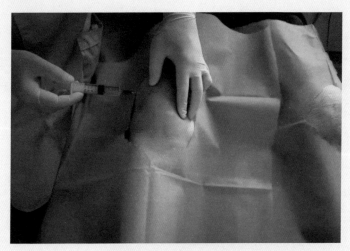

臭氧水关节腔冲洗治疗

79 穴位埋线对膝骨关节炎有效吗？

穴位埋线疗法是中医针灸学中常用的一种方法，它是融合多种疗法（针刺、埋针、组织疗法等）、多种效应（刺血、机体组织损伤的后作用、留针、组织效应等）于一体的复合性的治疗方法。该法是以线代针，将可被人体吸收的一种缝线植入相应的穴位，通过线体对穴位产生持续有效的刺激作用（线在体内 15 天自然被溶解吸收），来达到治疗疾病的目的。穴位埋线疗法可以治疗适用于针灸治疗的大部分疾病，包括膝骨关节炎等。

穴位埋线的作用：

1. 协调脏腑，平衡阴阳　埋线的各种效应及过程，形成一种复杂的刺激信息，通过经络的输入，作用于机体，导致功能亢进者受到抑制，衰弱者产生兴奋，起到调整人体脏腑功能，纠正阴阳的偏胜或偏衰的作用，使之恢复相对平衡。

2. 疏通经络，调和气血　疼痛与经络闭塞、气血失调有关，有"痛则不通，通则不痛"之说，埋线疗法有"制其神，令气易行"，它能转移或抑制与疼痛有关的"神"的活动，使"经气"通畅而达镇静止痛的效果，故可疏通经络中壅滞的气血。

3. 补虚泻实，扶正祛邪　埋线疗法一般具有兴奋的作用，对身体功能减退、免疫力低下者有一定效果，即具有提高免疫功能、补虚扶正的作用。

埋线疗法的三大作用相互关联，其作用方式是双向的功能调整。调整的结果是提高了机体抗病力，消除了病理因素，从而促使人体恢复正常功能。穴位埋线后，线体在体内软化、分解、液化和吸收时，对穴位产生的生理、物理及化学刺激长达 15 天，从而对穴位产生一种缓慢、柔和、持久、良性的"长效针感效应"，长期发挥疏通经络作用，达到"深纳而久留之，以治顽疾"的效果。

知识点

穴位埋线，每 15 天治疗 1 次，避免较长时间、每日针灸之麻烦和痛苦，减少就诊次数。因而，穴位埋线是一种长效、低创痛的针灸疗法，特别适用于患各种慢性、顽固性疾病、肥胖，以及时间紧和害怕针灸痛苦的人。

80 拔罐对膝骨关节炎有效吗？

　　拔罐对于许多的痛证都是很有用的，所以同理，在膝关节拔罐也是管用的。针对膝骨关节炎的疼痛，一般选择膝关节局部的一些穴位，比如鹤顶、梁丘、膝眼，或者是疼痛明显的痛点拔罐都是可以的。临床上医生会针对不同的膝骨关节炎中医证型运用刺络拔罐、艾灸配合拔罐，或者联合微波及针刺治疗。

　　对于缓解期、康复期的膝骨关节炎患者，建议选择艾灸配合拔罐疗法；对于发作期的膝骨关节炎患者，建议选择刺络拔罐疗法。

　　拔罐疗法具有通经活络、行气活血、祛风散寒等作用，常用走罐法和留罐法相结合。拔罐的作用机制可能与改变局部的能量代谢和局部神经—免疫调节机制有关，可提升痛阈，增加皮肤血流量及增强机体免疫力，缓解膝关节疼痛和改善关节功能。

81 中药外敷对膝骨关节炎有效吗?

在疾病初期和早期，选择使用保守治疗的患者，在对处方中的中草药不过敏，并且经专业中医医师指导严格限制敷药时间和忌口的情况下，可以尝试进行中药外敷治疗。

中药外用仅为基础治疗当中的一部分，且疗效对于不同个体是否确有疗效还未可知，建议选用多种方式（如减重、合理运动、物理治疗、配合内服中药等）同时进行治疗，以保证疗效。

三伏贴对膝骨关节炎有效吗?

冬病夏治是中医临床常见疗法,一般采用穴位敷贴、穴位注射、热敷、熏洗等外治的手段,不仅简便易行,而且体现了中医按时顺养的原则,是天人相应理论指导临床医疗实践的成功例证,反映了天人相应理论的巨大潜力。比如中老年人易发的膝骨关节炎,在冬、春和秋、冬交界时期症状较重,夏季较轻,属于冬病夏治的范畴。因此,对膝骨关节炎患者来讲,利用夏季良好时机,在衣食住行各方面进行合理调养,再配合中医辨证论治,可收到事半功倍的效果。

穴位敷贴作为冬病夏治治疗方法中应用最广泛的一种,也就是我们常说的三伏贴。晋代的《肘后备急方》、明代的《本草纲目》等都有记载。冬病夏治穴位敷贴以中医理论为基础,以整体观念和辨证论治为原则,根据经络学说,在病体相应的腧穴上,选用适当的药物进行敷贴,以达到减轻痛苦、治疗疾病的目的。

中医传统穴位贴敷疗法是缓解期预防的一种治疗方法,在三伏天 3 个时间点进行穴位贴敷治疗,以驱散至夏未退之寒邪,生发阳气,培本固元,达到阴平阳秘的平衡状态,通过夏天的治疗减少疾病在秋、冬季的发作次数。临床发现,很多膝骨关节炎患者都属阳虚体质,表现为遇寒即发的特点,这样的体质可以进行三伏贴治疗。三伏贴可以疏通经络,调理气血,鼓舞阳气,调节人体的肝肾功能,使机体的免疫功能不断增强,使冬季发病症状减轻,病情得到控制。

虽说冬病夏治对一些慢性病产生较好的防治作用,但作为一种传统的中医疗法,并非人人皆宜,需要注意因人而异,对症下药。

禁忌事项:①阴虚火旺体质的人是不能进行冬病夏治的。②两岁以下儿童、孕妇、肺炎及多种感染性疾病急性发热期的人群不适宜进行冬病夏治。③对贴敷药物极度敏感、特殊体质及患接触性皮炎,以及对贴敷胶布过敏等的人群不适宜进行冬病夏治。

注意事项:①治疗期间要远离寒凉,如空调、风扇等不能直接对着身体部位。②饮食宜以清淡为主,忌生冷、甜食、油腻、海鲜等易致敏及刺激性食物。③睡眠充足和情绪乐观。合并有糖尿病、血液病、恶性高血压、严重心脑血管病、支气管扩张、恶性肿瘤、慢阻肺急性期及瘢痕体质者和孕妇,都不宜进行三伏贴的治疗。

83 多种中医疗法叠加治疗是否可以加快膝骨关节炎好转？

　　一定程度上，科学使用中医综合疗法会加快膝骨关节炎的好转。我们在前面的章节中介绍了针刺、艾灸、推拿按摩治疗膝骨关节炎的方法，以及中药的内服外敷。不同疗法的作用特点不同，根据病症的特点将不同作用机制的中医疗法进行结合应用，可产生协同作用。

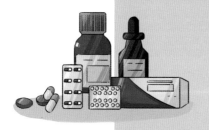

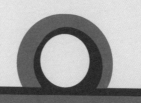

第10章 膝骨关节炎患者在日常生活中还应该注意哪些问题？

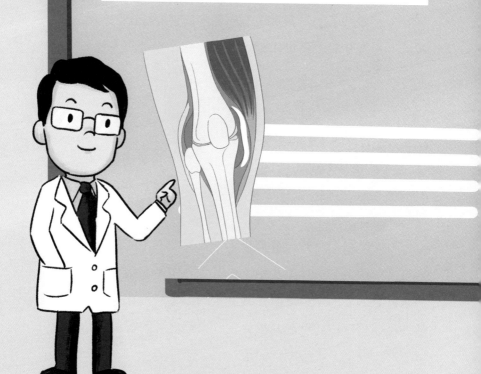

84 膝骨关节炎复发因素有哪些?

膝骨关节炎的一大特点就是反复发作，不少患者的感受是，治疗康复不久后，膝关节又出现疼痛的症状，那么导致膝骨关节炎复发的原因有哪些呢？

（1）膝关节部位过度受力的活动会导致膝关节内部的软骨、半月板，以及周围的韧带、关节囊受到过度的牵拉，后期就会引发膝关节部位疼痛，从而引发膝骨关节炎的复发。

（2）受凉容易导致膝关节周围的韧带、关节囊出现痉挛、收缩，以及软骨、滑膜出现水肿等症状，也会引发膝骨关节炎的复发。

（3）外伤导致膝关节周围的韧带、关节囊、软骨损伤，可引发膝骨关节炎的复发。

（4）身体其他部位的问题，如肥胖、糖尿病等可能会影响到膝关节的血液循环和营养供应，增加膝骨关节炎复发的风险。

另外，治疗膝骨关节炎要求个体化和规范化，医生要根据患者的病情，身体耐受情况，甚至体重来制定治疗方案。而一些患者不愿积极配合医生制定的方案，治疗一段时间后觉得控制得不错，就随意停止治疗，而实际上还没有达到理想的治疗效果，从而容易复发。

85　膝骨关节炎患者需要控制体重吗？

近年来，众多研究认为，肥胖是膝骨关节炎发病进程中重要的独立危险因素。从承重角度看，肥胖所致的体重负荷会给承重关节，如膝关节、髋关节等带来超额负荷，使关节表面受力不均，关节功能紊乱，进一步导致软骨损伤、骨赘形成而引发膝骨关节炎。不仅是肥胖对膝骨关节炎有影响，膝骨关节炎对于肥胖也有着明显的负面作用，如膝骨关节炎引起的疼痛会限制和减少身体活动，从而进一步增加肥胖、发生炎症及心血管疾病的风险。

膝骨关节炎的主要代谢性致病因素使机体存在持续的低度慢性炎症，其发病过程中首先出现先天性免疫系统被激活，继而适应性免疫系统也被激活，并长期处于轻度激活状态。脂肪组织是分泌炎症因子的高活性内分泌器官，低度慢性炎症状态在肥胖及超重人群中十分常见，所以肥胖被认为是膝骨关节炎发病进程中的关键因素之一。肥胖者异常脂肪组织堆积及相应肌肉力量减少，增加了主要关节承受的机械应力。这种异常负荷导致关节损伤增加及代偿性骨重塑发生，即软骨和软骨下骨的完整结构丧失，继而持续正反馈并陷入恶性循环，最终软骨损伤、软骨下骨硬化而发生膝骨关节炎。数

据显示，超重者发生膝骨关节炎的风险是体重正常者的 2.96
倍，可见生物力学因素并非肥胖导致膝骨关节炎的唯一途径，
而肥胖导致关节退行性改变的第二种机制是脂肪细胞激活调
节的促炎症状态。肥胖者脂质代谢不规律，体内多余的脂肪
释放大量的游离脂肪酸，引起炎症和脂质过氧化；同时大量
脂肪酸还能抑制胰岛素刺激的葡萄糖摄取和糖原合成，增加
胰岛素抵抗，加重这种炎症。另外，肥胖者患动脉粥样硬化
性血管疾病的风险更高，可能导致软骨下缺血而加重膝骨关
节炎。

因此，对于超重或肥胖患者来说，减肥并结合运动，是
降低患膝骨关节炎风险的重要方法。对做过膝关节置换手术
的肥胖者来说，减重可明显促进术后恢复，而通过饮食途径
降低体内的胆固醇对膝骨关节炎的治疗有潜在的益处，并且
重度肥胖的膝骨关节炎患者在减肥之后，关节疼痛和身体状
况均有较好的改善。

86 膝骨关节炎患者焦虑、情绪低落该怎么办?

情绪是心理反应的重要表现形式，与疾病的形成有着密切的关系。膝骨关节炎患者长期的关节疼痛、关节功能受限，甚至残疾等对患者的生活产生了很大的负面影响，使患者出现了明显的焦虑、抑郁等不良情绪。这不仅严重影响了治疗依从性和临床疗效，也使患者的生存质量明显下降。因此，管理好情绪对膝骨关节炎患者非常重要。

【正确认识本病】

要认识到本病虽是一种难治的病，但不是不治之症，并非不能治，患者积极配合治疗，方能达到完全康复。

【树立康复的信念】

要认识到情绪、心理状态对本病的影响很大，甚至影响转归和预后。患了膝骨关节炎，焦虑、失望等都是徒劳无益的，必须积极配合医生进行治疗，树立康复的信念。

【树立正确的生活目标】

树立正确的生活目标，并努力争取实现自己的目标，方可使自己精力集中，坚定康复的信心。

【学会放松自己】

放松心情，将自己患病这一现实问题彻底忘记，使思想达到超脱现实的境界。

【适度参与娱乐活动】

适度的娱乐活动可以开阔视野，转移注意力以减轻疾病带来的心理压力，有助于树立正确的人生观，恢复良好的心理状态，增强战胜疾病的信心，促进疾病的康复。

【积极乐观】

膝骨关节炎患者既要乐观积极地接受治疗，又要不骄不躁，克服急于求成的思想，始终保持积极向上的心理状态。

【积极进行功能锻炼】

膝骨关节炎患者进行功能锻炼对患者病情缓解和功能康复非常重要，应根据疾病的不同阶段进行合理的功能锻炼。

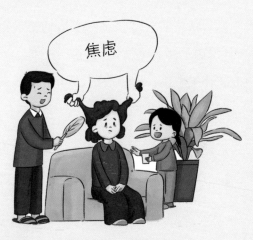

焦虑

膝骨关节炎患者的家属可为其做些什么？

膝骨关节炎患者多为老年人且病程长，长期的行动不便和病痛的折磨使得患者易出现负面情绪。对此，家属应多关心和照顾患者，给予情感和心理安慰，帮助患者正确认识疾病，协助患者通过沟通、转移注意力、听音乐等方法缓解疼痛，鼓励患者积极参加社会活动，配合治疗，坚持功能锻炼。同时，在膝骨关节炎患者的饮食方面，家属也要重视。患者平日饮食要清淡、低脂低糖，这样才有利于肥胖患者减重，特别是过度肥胖患者，如果不把体重控制好，会导致关节磨损更加严重。

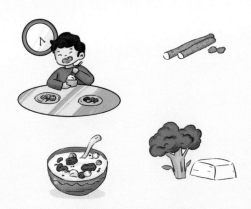

88 膝骨关节炎患者需要保暖吗？

　　膝骨关节炎患者通常需要进行保暖。膝骨关节炎是一种无菌性炎症，低温、湿冷的天气会加重关节酸软、疼痛、乏力等症状。如果注意膝关节保暖，可加快局部血液循环，从而减轻局部炎症，减轻疼痛。冬天可佩戴棉制护膝（不能太紧）、穿长裤，顺应季节变化添衣、加被，减少室外活动。

　　如果膝关节受寒，可以通过慢跑出汗，排出寒气、湿气。或是用中医温热疗法，如用粗布袋装炒热的粗盐（或吴茱萸、白芥子等中药），敷于膝关节，一次 20 分钟即可。局部艾灸也可以达到温通经络的功效。另外，即使是夏季炎热时，也要避免空调的风直吹患处。

膝骨关节炎患者可以跑步吗?

膝骨关节炎患者可根据病情不同状况安排跑步。

【非严重期】

非严重期的膝骨关节炎患者可以进行跑步。但要谨记其跑步的目的是维持膝关节运动功能和保护膝关节健康，而且要在一定的前提和条件下进行跑步。一定量的跑步，对维持膝关节健康是有一定意义的。通过适量的跑步，可以锻炼腿部肌肉力量，对于膝关节稳定性、关节软骨营养和代谢是有益的。但一定要注意：应根据医生建议选择合适的跑步方式、时间和强度，否则可能对膝关节软骨和半月板造成进一步的损伤。病情严重的患者是不推荐跑步的。

【严重期】

如果膝骨关节炎患者正处于疼痛发作的严重期，是需要休息不可以跑步的，同时应积极进行对症治疗。在医生允许的情况下，可以做一些简单的康复训练，比如绷腿练习、直腿抬高、勾脚抬腿等。平时还要避免不良坐姿、站姿，注意腿部保暖。过了严重期，除了继续康复训练外，可进行快走、慢跑的训练，开始时要控制训练的时间和强度，再逐渐增加时间和强度，但也不应过度训练。

【非急性期】

非急性期的膝骨关节炎患者每次运动不超过 30 分钟，行程在 3 千米以内，并且采取跑走结合的方式，减少连续运动对膝关节造成的伤害。在快走、慢跑时，一定穿专用的运动鞋，在合适的场地（比如橡胶跑道）上锻炼，这些也是对膝关节保护有利的前提。锻炼前后要进行必要的热身和拉伸活动，跑步时姿势要正确。专家推荐采用小步幅、快步频的慢跑形式，并且注意和呼吸相结合。

膝骨关节炎患者跑步完毕之后应注意多休息，不要太劳累，一旦出现膝关节疼痛，应该及时休息和对症处理。

知识点

小步幅跑步时应注意：跑步过程中，膝关节处于轻度的屈曲位，尽量维持重心在身下，不要向前倾，脚落地时尽可能用脚尖或前脚掌先着地，控制脚踝的位置，尽可能在膝关节的正下方或是略偏后一点儿，步伐轻盈不要对膝关节造成大的冲击。跑步时控制身体的稳定，不要左右晃动。

快步频跑步时应注意：保持"两步一呼"和"两步一吸"的节奏，这样不易感到过于疲劳。

90　膝骨关节炎患者可以游泳吗？

　　膝骨关节炎患者在病情缓解之后，是可以游泳的。因为游泳是临床上一种非常好的运动，能够增加患者的肺活量，而且由于身体在水中受到浮力，膝关节是没有负荷的，所以是一种既能够锻炼身体又对膝关节零负荷的运动，还可以帮助肌肉放松，从而减轻关节疼痛。

　　对于体质偏寒的膝骨关节炎患者来讲，不建议选择游泳这种锻炼方式。因为游泳是长时间泡在水里，无论是海水还是江河湖里水，根据日照程度的不同，温度都在 30℃ 以下，远远低于人的体温。游泳时，人体热量是不断地向水里发散的，很多人都有这样的体验，即使就泡在水里不动，时间久了，也会觉得浑身发冷，嘴唇发紫。这是因为身体为了抵抗水的寒凉，会启动御寒机制，激发身体产生大量的阳气来保持体温。

　　另外，游泳这项运动需要大幅度地划手踢腿，需要全身肌肉的配合。运动的时候，人的腠理毛孔是打开的，倘若不在水中，那么开放的腠理毛孔就用来散热降温、排泄汗液；而在水中，打开的腠理毛孔就为寒邪水汽的进入大开方便之门，导致阳气不固、湿寒内侵，引起人体功能的弱化，而人的内脏功能弱化后就容易引发各种病症。所以体质强壮的患者，机体阳气卫外能力强，则不易在游泳过后出现大的病理表现；体质偏寒、阳气偏弱者，不耐受来自水和空气的风寒之邪，游泳则易引动体内的阴邪，从而出现一系列严重的病理状态。

91 膝骨关节炎患者能打太极拳吗？

太极拳的练习讲究松沉柔和、圆活畅通、用意不用力的动作要领。练习太极拳可以消除练拳者原有肌肉关节的拙力僵劲，又可避免肌肉、关节、韧带等组织的损伤。有相关研究表明，打太极拳可明显改善膝骨关节炎患者的关节疼痛和僵硬症状，提高下肢肌力，改善本体感觉和提高平衡能力，增强膝关节运动控制与姿势稳定性，提高躯体功能和生活质量。

对于膝骨关节炎患者，打太极拳可以训练平衡能力，缓解焦虑情绪，也可以疏通气血，起到改善膝骨关节炎进展的作用。但是，一定要注意动作要领，同时，不要刻意追求过度的下蹲动作，避免损伤膝关节。

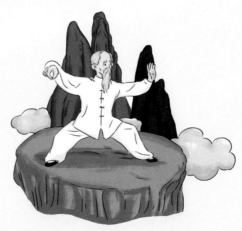

92 矫形鞋垫对膝骨关节炎患者有用吗?

　　矫形鞋垫属于膝骨关节炎的康复辅具之一，可通过调节关节力线及负载，增加关节的稳定性，减轻受累关节负重。矫形鞋及鞋垫适合双足畸形，双下肢生物力学异常的患者。个性化定制的矫形鞋及鞋垫有助于纠正双下肢生物力学失衡，减少关节压力，改善关节活动功能。

　　需要注意的是，矫形鞋垫通常需要专业的机构进行定制，针对不同患者的膝关节损伤程度和形变特点进行针对调整，不能随意选择。近年来，矫形鞋垫作为一种非入侵性、经济的辅助治疗方法在临床上取得了良好的效果，矫形鞋垫易于佩戴及脱卸，其价格易为大众接受，已成为保守治疗早、中期膝骨关节炎的优先选择。

93　膝骨关节炎患者有必要戴护膝吗？

　　膝骨关节炎患者戴护膝对膝关节起到支持、保护、制动、保温的作用。通常膝骨关节炎患者或伴有膝关节周围软组织损伤患者，其关节稳定性比较差，患者在日常活动中会因为对膝关节的压力，使损伤进一步加重。佩戴护膝就可以很好地分散膝关节的压力，进而缓解对关节内部结构的进一步损伤。膝骨关节炎患者早期佩戴护膝后，可以延缓疾病的进程。对于膝骨关节炎中度症状的患者，佩戴护膝可以很好地缓解因炎症所产生的疼痛。

94 久坐会伤害膝关节吗?

久坐会伤害膝关节。久坐时,膝关节长期处于屈曲位,局部血管长期弯折,会影响到下肢的血液循环,进而影响膝关节部位的血供,导致膝关节缺血、缺氧,容易引起关节部位损伤。

久坐可导致关节内部软骨变性,还可能造成周围韧带、关节囊水肿,引起肿胀、疼痛等情况。久坐还会导致下肢静脉回流压力增高,容易致下肢静脉回流不畅,引发下肢静脉曲张、静脉瓣关闭不全等情况,进而引起腿部水肿。另外,长时间坐且不注意坐姿,可加重脊椎部位的负担,容易引起腰肌劳损、腰肌筋膜炎、腰椎间盘突出、颈椎病等。

所以,日常生活中不建议久坐,也不建议长时间站立,以免影响下肢血液循环,进而影响膝关节功能。

95　膝骨关节炎患者的饮食有禁忌吗？

膝骨关节炎患者饮食禁忌如下：

第一，此类患者不要吃含有高脂肪和高能量的食物。摄入过多这类食物，会导致患者体重增加，继而大大地增加膝关节的负荷，从而使关节的磨损加剧。另外，患者也要适当地控制一下自己的进食量，尤其不要在晚餐吃得过饱，以免引起体重的增加。

第二，此类患者不要吃过甜、辛辣、油腻或者有特殊气味的食物。这些食物的摄入可导致患者体内的炎症介质增加，继而加剧膝骨关节炎的相关症状。

第三，此类患者要控制饮酒，并且不能喝浓茶、咖啡之类的饮品。此类饮品摄入到人体后，也会增加炎症介质，并且有可能会导致骨质疏松，继而不利于膝骨关节炎的治愈。

96 膝骨关节炎患者能穿高跟鞋吗？

不建议膝骨关节炎患者经常穿高跟鞋。如果长时间穿高跟鞋的话，使膝关节压力过重，有可能会导致病情更加严重。穿高跟鞋时需要避免剧烈的运动，不要爬楼梯、爬山等。

穿高跟鞋后，由于限制了踝关节的背伸活动而呈现距屈状态。人体长期处于这种状态，会导致小腿三头肌挛缩，小腿三头肌挛缩会进一步限制踝关节背伸的活动，从而形成恶性循环。穿高跟鞋在行走过程中，脚尖先着地，支撑相早期缩短，迅速进入支撑相中期，往往以过度屈髋、屈膝进行代偿，这显得姿势很僵硬。当走在不平整的路面或爬楼梯时，出现足趾抓地，膝关节承受的压力超出身体的负荷，更容易加重膝骨关节炎。

97　膝骨关节炎患者能出去旅游吗？

　　膝骨关节炎患者外出旅游的话，应该避免长途跋涉、过度劳累、提重物、爬山等，要充分休息，备好药物。在旅途中，可以佩戴一些护具加强防护，比如使用手杖、戴护膝，来减少外界负荷和冲击对膝关节的负面作用，预防出现外伤及肌肉韧带的拉伤。

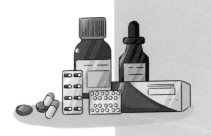

第11章　膝骨关节炎的治疗有哪些研究进展？

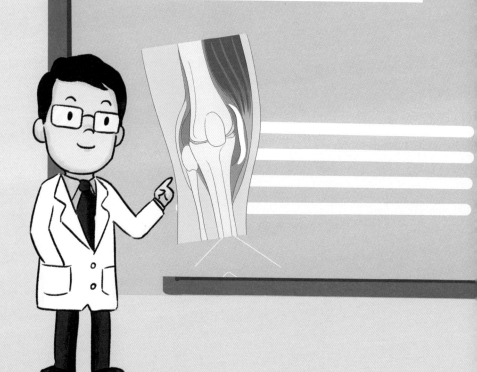

98 膝骨关节炎在病因方面有哪些研究进展?

原发性膝骨关节炎和继发性膝骨关节炎的病因不同。原发性膝骨关节炎的病因尚不完全清楚,在已知的多个致病因素中,高龄和肥胖是已明确的两个主要致病因素。

【高龄】

年龄增长可使肌肉、外周神经系统功能减低,导致神经肌肉运动不协调,容易引起肌肉损伤。

【肥胖】

肥胖可使关节活动时受到的机械应力增加,体重增加引起的姿势及运动习惯的改变导致膝骨关节炎发病。

通常认为,原发性膝骨关节炎是由全身或局部的综合因素所致,如软骨营养和代谢失常、应力不平衡、累积的微小创伤或关节负荷过重等。继发性膝骨关节炎的病因,一般是在原发疾病基础上发生的继发性改变。

膝骨关节炎在发病机制方面有哪些研究进展？

从发病机制看，膝骨关节炎是一种影响膝关节软骨的退行性关节疾病，炎性细胞存在于不同的关节组织，如软骨及滑膜中，造成病理损害。当前，膝骨关节炎的发病机制已经被证实与细胞因子、生物力学改变、遗传基因、肥胖、激素等因素有关。

【细胞因子】

膝骨关节炎的病理改变涉及软骨细胞、破骨细胞、成骨细胞、滑膜中的滑膜内细胞和单个核细胞等多种细胞类型。在正常情况下，关节软骨由细胞外基质组成，包括 II 型胶原、IX 型胶原和 XI 型胶原，蛋白多糖（主要是绿聚糖）和主要细胞类型软骨细胞。而膝骨关节炎病理过程的靶点是关节软骨，随着病情的深入，II 型胶原的合成减少、X 型胶原的产生增加会造成较短的蛋白多糖积累，如胶原酶 1、基质分解酶、明胶酶、基质蛋白、胶原酶 3 和主要由软骨产生的 I 型血小板结合蛋白基序的解聚蛋白样金属蛋白酶。

此外，膝骨关节炎代谢分解过程的关键诱导物是白细胞介素 -1β 和肿瘤坏死因子 $-\alpha$，这两种是由相同类型的细胞组成。同时，白细胞介素 -6 作为软骨下骨病理改变的关键细胞因子，通过破骨细胞的活化促进骨吸收，在抑制合成代谢和刺激分解代谢过程中扮演多种角色。研究发现，其他几种细胞因子包括白细胞介素 -15、白细胞介素 -17、白细胞介素 -18、白细胞介素 -21、白血病抑制因子和白细胞介素 -8 被证明与膝骨关节炎有关，并且有可能成为治疗靶标，白细胞介素 -15 和白细胞介素 -17 是造成膝骨关节炎患者疼痛的主要因子。

【生物力学改变】

随着人类年龄的衰老，软骨细胞的功能、基质的结构和功能也不断衰退。在膝骨关节炎患者尤其是肥胖者早期的病理表现中，其关节软骨下端由于磨损变平或凹陷导致了轴向排列不良，从而加大了关节软骨和软骨下骨的应力，增加了膝关节的负荷。关节负荷可以诱导关节软骨产生广泛的代谢反应，加速软骨细胞老化。在超过关节软骨的耐受性之后，过大的机械表面接触应力会直接损伤关节软骨和关节下软骨，并对软骨细胞功能产生不利影响。

此外，半月板对关节软骨具有一定的保护作用，在严重的急性损伤后，半月板的任何实质性损伤都会永久性地改变膝关节的生物力学和生物环境，从而影响膝骨关节炎发病与进展。

【遗传基因】

膝骨关节炎是一种可以由遗传、肥胖等多种因素产生的疾病。遗传因素会影响软骨细胞使其丧失应有功能，单基因致病的骨关节炎，即由某种特定基因突变引起的骨关节炎。国外研究团队募集了 38 例接受关节置换手术的患者，从成对的关节软骨中分离出原代软骨细胞，进而用该细胞标记与骨关节炎进展相关的基因，并结合了全基因组 DNA 甲基化，RNA 测序和定量蛋白质组学数据，综合分析暗示细胞外基质降解，胶原分解代谢和血管生成与疾病进展有关，确认了关节软骨细胞中存在水通道蛋白 –1、α1– Ⅰ 型胶原基因和 C–型凝集素域家族 3 成员 B。同时，骨关节炎的家族聚集性既可以由基因决定因素解释，也可以由家庭中共同的环境因素，如饮食摄入量、体力活动和职业来解释。

【肥胖】

肥胖与膝骨关节炎之间存在已被证实的关联，体重过重被认为是膝骨关节炎主要的可改变危险因素。肥胖者的膝关节由于承受了过多的生物力学负荷，并且由于体内肥胖相关的代谢因素，增加了膝骨关节炎患病的风险。据报道，肥胖的受试者行走时的膝关节运动与年龄相近的瘦弱受试者不同，由于体重指数的增加导致膝关节承受的压力负荷增大。国外学者通过观察性研究 308 例膝骨关节炎妇女的体重指数与骨关节炎的关系，她们被分为正常体重组、超重组和肥胖组。结果显示，与正常体重的同龄人相比，更多的超重和肥胖的膝骨关节炎妇女有睡眠障碍，膝关节功能和生活质量下降。

【激素】

有学者提出，雌激素可能在膝骨关节炎中起作用，他们将"绝经期骨关节炎"描述为月经停止后发生的膝骨关节炎。在女性 50 岁后，随着年龄的不断增长和雌性激素的流失，膝骨关节炎的发病率将会呈上升趋势。软骨细胞中发现了两种雌激素受体 α 和 β，这进一步证明了软骨对雌激素的敏感性。国外学者通过将芳香化酶转化为雌酮，睾酮转化为 17β - 雌二醇，以证明雌激素与关节软骨代谢和绝经后膝骨关节炎的发病机制有关，证实雌激素通过端粒磨损的减慢来减少软骨细胞的衰老。

另外，相关动物实验表明，瘦素能够强烈刺激软骨细胞的合成代谢功能，并在核糖核酸和蛋白水平上诱导软骨合成胰岛素样生长因子 1 和人转化生长因子 1，这提示瘦素作为软骨细胞代谢的关键调节因子具有新的调节功能，可能在膝骨关节炎的致病过程中发挥重要作用。

100 国际上保守治疗膝骨关节炎有哪些研究进展？

国际上保守治疗膝骨关节炎有以下研究进展：

【干细胞疗法】

通过软骨生成细胞或软骨组织移植替换损伤的关节软骨是治疗膝骨关节炎的一条潜在途径。研究表明，诱导人类多功能干细胞向软骨生成细胞分化具有可行性，干细胞疗法是治疗膝骨关节炎的新型疗法。转化生长因子 $-\beta$ 与 $\beta-$ 连环蛋白信号通路协同能够刺激成骨细胞和软骨细胞分化，有研究发现，在多功能干细胞衍生的软骨祖细胞中激活转化生长因子 $-\beta$ 信号通路，能够促进软骨细胞发育，这种转化生长因子 $-\beta$ 处理的细胞能够在体外和免疫缺陷小鼠体内形成稳定的软骨组织。人类骨髓间质细胞具备造血和免疫调节功能，还包含小部分促进骨骼分化的干细胞。有学者从间充质干细胞集落形成细胞鉴别出了可以进行组织、软骨及骨质再生的单一细胞，该研究或许可帮助组织再生及修复，为后期开发安全、高效的膝骨关节炎新型疗法带来帮助。

【靶向疗法】

靶向疗法是指在治疗的过程中有目的地针对某一特定目标或部位，使药物准确到达病变区域，从而减少药物用量及

降低不良反应。应用的技术有单克隆抗体靶向治疗等。抑制
NGF 能够缓解骨关节炎和慢性腰背疼等引起的慢性疼痛，美
国再生元公司研发出一种单抗药物法司努单抗，可通过靶向
结合神经生长因子蛋白，阻断其活性，从而减轻骨关节炎患
者的疼痛。法司努单抗与安慰剂相比具有显著疗效，临床上
用于对当前镇痛疗法治疗不耐受且伴有髋关节或膝关节中、
重度骨关节炎患者。

此外，还有其他潜在靶向治疗骨关节炎的疗法。如通过
靶向抑制疼痛相关分子来减缓骨关节炎患者的痛苦。G 蛋白
偶联受体在所有细胞中参与了外周和中枢疼痛通路的组成，
是最具成药性的靶标；肉毒神经毒素 A1 和 B1 可以改变疼痛
过程；对大麻素系统的调控也是治疗骨关节炎疼痛的重要研
究内容。还有一些炎性因子的释放能够促使神经敏感性增加，
临床上某些炎性因子抑制剂也被用来靶向抑制骨关节炎引起
的疼痛。

【基因疗法】

基因疗法中，最关键的步骤是找到促进软骨恢复的异常
蛋白和基因，通过基因转染技术将基因或序列导入细胞中，
取代或矫正缺陷基因，实现治疗遗传性疾病的目的。临床研
究表明，基因疗法能够改变骨关节炎患者代谢和炎症的平
衡，可能成为关节软骨和软骨修复潜在的治疗策略。基因疗
法可以诱导治疗因子的过表达或抑制关节退行性病变相关基

因的表达。

【生活方式】

体重管理和运动疗法对膝骨关节炎的控制有积极作用。患者体重降低 5%~10% 可明显改善膝部疼痛，恢复关节功能。体重指数每增加 3.4 千克 / 米 ^{2}，患膝骨关节炎的风险可增加 1 倍。肥胖可通过诱导促炎介质（细胞因子、C– 反应蛋白及补体等）的释放，增加患膝骨关节炎的风险。适当的关节负荷有利于维持关节软骨的体积。一项纳入了 54 篇随机对照试验的国外研究显示，运动疗法对膝骨关节炎症状的改善至少能维持 2~6 个月，疗效的丢失可能与受试者难以全程规范地坚持运动处方有关。